SARS-COV-2,
AUX ORIGINES DU MAL

Brice Perrier

SARS-COV-2, AUX ORIGINES DU MAL

Belin

Dépôt légal : mai 2021

170 bis, boulevard du Montparnasse, 75680 Paris cedex 14
ISBN 978-2-3793-1407-0

Sommaire

Préface : Une question essentielle pour l'avenir de l'humanité

En janvier 2020, lorsque la Chine construit en une semaine deux hôpitaux permettant d'accueillir 2 500 lits, le monde comprend qu'on ne pourra pas échapper à la pandémie de Sars-CoV-2, qui fera plus de 2,5 millions de morts en un an et demi. Avec une efficacité insoupçonnée, les efforts de recherche et développement vont permettre la mise au point des premiers vaccins et traitements disponibles en moins d'un an. En revanche, l'origine de cette épidémie n'a pas été identifiée, malgré les capacités de séquençage des virus décuplées ces dix dernières années. Cette question est pourtant essentielle pour l'avenir de l'humanité si l'on désire limiter le retour des risques pandémiques dans les prochaines années. Identifier l'origine des épidémies, c'est se donner la possibilité de mettre en place les contre-mesures.

La question de l'origine du Sars-CoV-2 est un sujet de controverse important. Cette question scientifique de première importance s'est vue polluée par des positionnements polémiques, qui ont gravement entravé le travail scientifique et l'enquête de l'Organisation mondiale de la santé (OMS). Au moins deux thèses diamétralement opposées s'affrontent.

Les partisans de l'origine zoonotique pensent que le mécanisme usuel d'émergence des pathogènes implique une transmission de l'animal à l'Homme et que la très grande majorité des virus humains sont issus de processus de franchissement de la barrière d'espèce. Cette hypothèse est notamment supportée par l'échantillonnage de nombreux cousins du Sars-CoV-2 dans des populations de chauves-souris endémiques en Asie du Sud-Est. Les chauves-souris sont donc considérées comme le réservoir de cette famille de coronavirus et l'analyse des génomes indique que la diversité génétique des virus peut être décuplée lorsque certains recombinent dans les populations de chauves-souris. Il est par ailleurs proposé que le passage de ces virus à l'Homme nécessite le plus souvent un hôte intermédiaire, génétiquement plus proche de l'humain. La transmission des infections à l'humain est souvent favorisée par un contact direct avec les animaux infectés.

Cette hypothèse, initialement plébiscitée par la grande majorité de la communauté scientifique, est maintenant questionnée par nombre de ses chercheurs car, à ce jour, ni l'hôte intermédiaire ni le virus proximal du Sars-CoV-2 n'a été identifié.

Les partisans d'une origine par contamination dans un laboratoire fondent leurs hypothèses sur l'émergence de l'épidémie dans une ville moderne de plus de 11 millions d'habitants où se concentrent les plus grands centres de recherche sur les coronavirus mondiaux. Ces dix dernières années, ces laboratoires ont séquencé des centaines de nouveaux coronavirus et ils ont développé des méthodes expérimentales permettant de cultiver ces virus. L'objet de leur recherche est, entre autres, d'identifier de nouveaux coronavirus potentiellement pathogènes chez l'humain, de comprendre les mécanismes de franchissement des barrières d'espèce afin de pouvoir surveiller les virus potentiellement pandémiques, et de développer des vaccins et des thérapeutiques. Ces expériences ne « créent » pas de virus nouveaux, mais permettent d'accélérer considérablement les processus d'évolution de virus naturels. Dans certaines expériences, dites de « gain de fonction », il est possible de construire des virus chimériques (recombinants) ou d'ajouter des domaines fonctionnels. Bien que ces travaux soient réalisés dans des laboratoires de biosécurité de niveau 3, ils ne sont pas sans risque, notamment lorsqu'on travaille sur des virus respiratoires, et des accidents rares peuvent survenir.

La pratique de ce type d'expérience fait d'ailleurs l'objet d'un débat dans la communauté scientifique depuis la publication d'expériences de modifications de virus grippaux afin de les rendre plus transmissibles à l'Homme en 2012.

Brice Perrier a suivi sur les douze premiers mois de l'épidémie la construction de cette controverse scientifique et il nous rapporte les résultats de son enquête contradictoire dans le but d'élucider la question de l'origine du virus. Sur le fond d'enjeux géopolitiques, l'enquête est menée tambour battant comme un polar et nous balade de Wuhan au fin fond des mines du Yunnan, à plus de 1 500 kilomètres dans le sud de la Chine. Ce livre ne clôture pas la question, mais il nous éclaire sur les processus de construction des connaissances scientifiques, et permet à chacun de se forger une opinion et de comprendre les enjeux sociétaux majeurs sous-jacents de l'origine du virus.

Étienne Decroly
Directeur de recherche CNRS au laboratoire Architecture
et fonction des macromolécules biologiques
(CNRS/Aix-Marseille Université)

Tout commence par une question

« La question de l'origine du Sars-CoV-2 se pose sérieusement. » Tel est le titre d'une interview du virologue Étienne Decroly accordée au journal du CNRS et publiée le 27 octobre 2020. Une lapalissade, me direz-vous, sachant que Sars-CoV-2 est le virus ayant provoqué la pandémie de Covid-19 qui frappe la planète entière depuis le début de l'année 2020. Que les scientifiques se doivent de chercher avec rigueur et méthode l'origine du mal qui a mis le monde à genoux semble évident. Pourtant, Étienne Decroly vient de jeter un pavé dans la mare de la recherche française, en rappelant que la démarche scientifique ne doit écarter aucune des hypothèses envisageables, y compris celle de l'échappement accidentel depuis un laboratoire d'un virus sur lequel auraient pu être menées des expériences. Deux mois plus tard, j'en discute avec ce directeur de recherche au CNRS de l'université d'Aix-Marseille, qui s'étonne encore du retentissement de son interview : « D'habitude, un article dans ce journal est lu par quelques milliers de personnes, mais là, les compteurs ont explosé après la parution. » En fait, rien d'étonnant alors que s'était imposée, tant dans la communauté scientifique que dans les médias, l'idée que le Covid-19 avait, forcément, une cause naturelle renvoyant à une origine animale. Or, un an après le début de l'épidémie, rien ne le prouve. Aucun virus présentant une identité génétique suffisamment proche de Sars-CoV-2 n'a en effet été trouvé chez un hôte animal qui aurait pu le transmettre à l'Homme, ce qui impose de reconsidérer l'ensemble des possibilités. Étienne Decroly a incité ses confrères et consœurs à s'y atteler prestement et, depuis, le vent commence à tourner.

Alors que j'entame la rédaction de ce livre le jour de Noël, le quotidien *Le Monde* et l'hebdomadaire *Le Point* sortent deux longues enquêtes sur les origines mystérieuses de Sars-CoV-2. Les deux journaux réintègrent dans le champ des possibles l'hypothèse d'un laboratoire comme source de la pandémie apparue dans la ville chinoise de Wuhan, en s'appuyant sur les dires d'Étienne Decroly mais aussi de plusieurs scientifiques avec qui le virologue a étudié certaines caractéristiques du maudit virus à Marseille, ainsi que sur les travaux et les découvertes importantes d'autres chercheurs, qui s'emploient, à travers le monde, à traquer la vérité. À contre-courant de la pensée dominante véhiculée par de grandes revues scientifiques, ces derniers n'avaient eu jusqu'alors aucune visibilité dans notre paysage médiatique, si ce n'est dans *France Soir*, organe de presse déchu, réapparu avec une version en ligne que *Le Monde* présentait en novembre dernier comme le relais de «tous les discours critiques et complotistes inspirés par la crise due au coronavirus». Comme quoi tout ce qui peut s'y lire ne devrait pas être systématiquement rangé au rayon «*fake news*»...

À l'étranger, plusieurs articles parus ces dernières semaines attestent également d'un intérêt croissant pour une exploration scientifique sans tabou. Le 3 novembre, David Relman, microbiologiste et professeur à l'université de Stanford, a publié une tribune dans la revue de l'Académie des sciences américaine où il appelle à démêler les origines du Covid-19 pour trouver «des réponses plus efficaces à cette pandémie» et «anticiper et prévenir la prochaine». Il y expose l'hypothèse d'une origine naturelle, tout comme celle d'un virus relâché accidentellement après avoir été collecté puis «peut-être manipulé génétiquement pour comprendre ses propriétés biologiques». Aucun de ces scénarios ne pouvant, selon David Relman, être «écarté ou exclu» à la lumière des faits actuellement disponibles, bien que les opinions contraires abondent. En Israël, Dany Shoham, chercheur associé au BESA, le Centre Begin-Sadat pour les études stratégiques, considérait pour sa part, le 14 décembre, sur le site de cet institut, que « la probabilité d'une intervention humaine (de quelque nature que ce soit) est plus élevée que l'adaptation évolutive naturelle et spontanée » du virus pour expliquer sa remarquable adaptation à l'Homme. Cet autre microbiologiste reconnaissait néanmoins la difficulté de le quantifier, d'autant que les données en provenance de Chine s'avèrent pour le moins lacunaires et sont divulguées avec une certaine parcimonie.

La BBC a pu le constater sur place. Dans un reportage diffusé le 21 décembre, on voit ses journalistes tenter de se rendre dans une mine de cuivre abandonnée dans les montagnes de la province du Yunnan, avant d'y renoncer en raison de toutes sortes de barrages dressés sur sa route. C'est dans cette province que six hommes furent atteints, en 2012, d'une maladie infectieuse inconnue dont trois d'entre eux allaient mourir, non sans avoir attiré l'attention de sommités chinoises de la virologie. S'ensuivirent nombre d'expéditions scientifiques dans la mine où ces hommes avaient travaillé, véritable repaire de chauves-souris, afin de collecter des excréments et d'échantillonner ces petits mammifères volants, principaux réservoirs naturels des coronavirus. Les journalistes anglais voulaient accéder à leur tour à ce lieu car, parmi les centaines d'échantillons prélevés, fut identifié après coup le virus le plus proche génétiquement de Sars-CoV-2, rapporté en 2013 à l'Institut de virologie de Wuhan, où le professeur Zhengli Shi dirigeait les recherches. Interrogée par la BBC, cette dernière assure aujourd'hui être disposée à accueillir dans son laboratoire l'équipe d'experts de l'Organisation mondiale de la santé qui doit se rendre en janvier 2021 en Chine pour une visite basée, insiste-t-elle, « sur un dialogue ouvert, transparent, confiant, fiable et raisonnable ». Mais comme Zhengli Shi l'a précisé, ce n'est pas elle qui décidera de l'opportunité ou non d'une telle visite. La direction de l'Institut de virologie de Wuhan a d'ailleurs pris le soin de souligner que « le professeur Shi parlait à titre personnel ». Commentaire de la BBC : « Malgré l'offre du professeur Shi, pour l'instant, il semble y avoir peu de chances que l'enquête de l'OMS examine la théorie des fuites en laboratoire. » Un scénario dont il n'est d'ailleurs pas fait mention dans le document qui définit les objectifs de la visite en Chine des experts de l'organisation internationale, comme l'a relevé le média britannique.

Si de plus en plus de scientifiques s'interrogent sur la possibilité que Sars-CoV-2 soit le résultat d'expérimentations menées sur des coronavirus provenant du Yunnan, la question n'effleure pas la prestigieuse revue médicale *The Lancet* et sa commission dédiée au Covid-19. Celle-ci s'est pourtant dotée d'un groupe de travail spécialement destiné à investiguer sur les causes de la pandémie. « Nous avons l'intention de mener une enquête approfondie et rigoureuse sur les origines et la propagation précoce du Sars-CoV-2 », expliquait ainsi, le 23 novembre, l'homme nommé pour diriger cette *Task force,* Peter Daszak, président d'EcoHealth Alliance. Cette ONG mène des recherches pour éviter des pandémies provoquées par des interactions avec le monde animal susceptibles d'engendrer ce que l'on appelle des zoonoses. À savoir des maladies, ou infections animales, transmissibles à l'Homme, comme ce fut le cas pour la plupart des épidémies, du Sida à Ebola, en passant par celles dont les vecteurs furent des coronavirus, le Sras et le Mers[1]. Pour Peter Daszak, il ne saurait en être autrement avec Sars-CoV-2, et soulever la possibilité d'une fuite de laboratoire relève purement et simplement de la théorie du complot. Assez influent, le patron d'EcoHealth Alliance est par ailleurs membre de l'équipe de l'OMS chargée d'enquêter sur l'origine du virus. Bien positionné dans les deux principales cellules d'expertise créées pour résoudre l'énigme, il apparaît comme l'expert numéro un. Ce qui pose un léger problème d'impartialité, car Peter Daszak travaille aussi depuis des années avec Zhengli Shi dont il a

1. Le Sras, syndrome respiratoire aigu sévère, a été la première épidémie grave et transmissible à émerger au XXIe siècle, apparue en Chine en 2002 et dont le virus est Sars-CoV. Le virus Mers, apparu en Arabie Saoudite en 2012, a également provoqué une grave épidémie. Ces deux virus sont des coronavirus.

contribué à financer les recherches grâce à des subventions d'institutions américaines. En clair, il collabore avec le laboratoire de Wuhan spécialisé dans les coronavirus, autrement dit le suspect numéro un dans l'hypothèse d'une fuite accidentelle. «Le conflit d'intérêt est patent», déplore l'écologue Serge Morand, directeur de recherche au CNRS basé en Thaïlande, où il étudie les maladies émergentes résultant du contact entre l'Homme et la biodiversité, ces fameuses zoonoses. Ce biologiste de l'évolution s'apprête à entamer des recherches en Thaïlande et au Laos auprès de populations de plusieurs villages en contact direct ou indirect avec des chauves-souris afin d'observer comment des coronavirus peuvent parfois franchir la barrière d'espèce, et peut-être aussi pouvoir dénicher un très proche parent de Sars-CoV-2 qui nous éclairerait sur sa provenance. Nous en parlons au téléphone et Serge Morand me dit très clairement privilégier cette hypothèse naturelle pour le Covid-19, mais il trouve «totalement hallucinant» la position centrale dans l'enquête sur l'origine du virus de Peter Daszak, un homme qu'il connaît pour avoir cosigné avec lui plusieurs articles scientifiques, dont un à paraître prochainement sur une étude financée par l'Académie de médecine de Pékin. «Si l'on me proposait d'aller enquêter chez les Chinois, je refuserais car ma collaboration avec eux nuirait à mon indépendance, indique-t-il. Mais Daszak n'y voit aucun problème, et ça ne semble gêner personne. On ne réglera pas ainsi l'hypothèse de l'échappement d'un laboratoire. Elle doit être réfutée par des arguments recevables et pas seulement d'autorité avec la seule accusation de complotisme. C'est un procédé anti-scientifique.»

Quel que soit le scénario envisagé quant à l'origine de Sars-CoV-2, seule la méthode scientifique reposant sur les données fiables et disponibles devrait permettre d'approcher la vérité, avec les manques et les zones d'ombre qui obscurcissent encore l'histoire de ce virus.

Pourtant, trop vite, un récit a su s'imposer, venu de Chine et relayé par la revue *Nature*, le must de la publication scientifique:

nous étions victimes d'un pangolin ! Ce pauvre petit animal à écailles nous aurait en effet transmis cette maladie venue des chauves-souris, la faute à l'humanité qui avait eu le grand tort de le braconner. Une fable morale, peu dérangeante, qui a connu un incontestable succès, avant d'être démontée par une jeune chercheuse du Massachusetts Institute of Technology (MIT), même si son article n'a pas été accepté par *Nature*. Un exemple parmi d'autres dans la recherche de l'origine du virus du Covid-19 quand est contredit le discours dominant. Difficile de ne pas y voir de la censure. Les chercheurs ont dû faire avec et, parfois, sortir des circuits conventionnels pour récupérer et diffuser de l'information et des données, en se servant notamment de Twitter.

Le Sars-CoV-2 est un virus étonnant. Ses capacités semblent témoigner de la virtuosité de l'évolution et il est sans doute un révélateur de notre époque, de ses peurs, de ses blocages et de ses fantasmes, des délires conspirationnistes aux lubies scientistes. Son histoire, bien que dramatique, est fascinante, quelle qu'en soit l'origine. Sans me faire quitter mon bureau de journaliste confiné, elle m'a entraîné virtuellement aux États-Unis, en Inde, en Australie, en Autriche ou à Singapour, sans oublier Marseille et bien sûr la Chine où personne n'a toutefois daigné me répondre. Ailleurs aussi, certains n'ont rien voulu me dire, comme à l'Institut Pasteur ou dans des laboratoires américains et néerlandais dans lesquels on peut manipuler des coronavirus pour les rendre plus performants, plus contagieux, donc plus dangereux, histoire de se préparer à une pandémie en apprenant à connaître l'ennemi pour mieux l'affronter. Il s'agissait d'un des grands objectifs du professeur Zhengli Shi à Wuhan, où tout a commencé, du moins en apparence. Un paramètre à ne pas oublier quand on cherche à remonter au plus près possible des origines de Sars-CoV-2 en ne laissant de côté aucune des hypothèses sérieusement envisageables. Commençons donc par remonter le temps en partant du moment où sonne l'alerte à Wuhan.

1. Alerte à Wuhan

Le 30 décembre 2019, le docteur Ai Fen, directrice du service des urgences de l'Hôpital central de Wuhan, reçoit le résultat d'une analyse commandée à un laboratoire de Pékin. Deux semaines auparavant, un homme de 65 ans s'est présenté fiévreux à l'hôpital, avec les deux poumons infectés, suivi onze jours plus tard d'un nouveau patient avec les mêmes symptômes, puis de cinq autres le lendemain. L'échantillon prélevé sur l'un d'eux se révèle porteur d'un coronavirus affilié au Sras, le syndrome respiratoire aigu sévère apparu en Chine en 2002. La pneumonie du patient serait «de manière évidente contagieuse» et devrait se transmettre principalement par les gouttelettes émanant des secrétions pulmonaires, indique le rapport d'analyse.

Paniquée, Ai Fen poste ce rapport sur un groupe privé du réseau social WeChat, information relayée par plusieurs de ses collègues. Elle invite les membres de son service à revêtir des masques et alerte ses supérieurs, qui la convoquent début janvier 2020 et la réprimandent comme jamais en l'accusant de faire circuler de fausses rumeurs. Entre temps, Li Wenliang, un ophtalmologue de 33 ans, a partagé le message d'Ai Fen et déclaré à des confrères, toujours sur WeChat, que son hôpital compte sept cas confirmés de Sras travaillant au marché des fruits de mer de Wuhan. Plus exactement, des porteurs d'infections au coronavirus, le virus restant à sous-typer, à déterminer plus précisément, indique-t-il dans un message bientôt publié en ligne, qui lui vaut d'être arrêté par la police avec sept de ses collègues le 1er janvier. On le somme de signer un procès-verbal reconnaissant qu'il «perturbe l'ordre social» en diffusant des commentaires mensongers sur Internet. Il publiera en ligne le procès-verbal le 31 janvier, en même temps qu'il annoncera être depuis trois semaines malade du coronavirus dont il décédera le 7 février.

Dans la soirée du 30 décembre, l'Administration médicale du Comité de santé municipal de Wuhan a émis un «avis urgent sur le traitement d'une pneumonie de cause inconnue», dont le bureau chinois de l'OMS a pris connaissance le lendemain. En fin de journée, l'Institut de virologie de Wuhan (WIV) a également reçu des échantillons de l'antenne locale du Centre de contrôle et de prévention des maladies (CDC) qui a détecté un nouveau coronavirus chez des patients de deux hôpitaux de la ville. Yanyi Wang, la directrice du WIV, appelle dans la foulée Zhengli Shi, sa grande spécialiste des coronavirus. La virologue se trouve à Shanghai pour une conférence, mais sa patronne lui ordonne de tout laisser tomber pour venir s'occuper des échantillons contaminés. Zhengli Shi prend le premier train et commence par se demander si le CDC ne s'est pas trompé. «Jamais je ne m'étais attendue à ce que ce genre de choses se produise à Wuhan, dans le centre de la Chine», confiera-t-elle plus tard au magazine *Scientific American*. Il aurait en effet été plus logique qu'un coronavirus émerge à proximité des zones où ont été repérés les animaux suspectés de pouvoir en transmettre.

Zhengli Shi s'est fait connaître en 2005 pour avoir codécouvert le fait que le virus du Sras provenait probablement des chauves-souris. Depuis, elle est devenue l'incontournable Bat Woman, surnom dont elle est affublée pour avoir dirigé de multiples expéditions dans les grottes où se nichent les principaux porteurs des coronavirus, susceptibles de contaminer d'autres espèces avec lesquelles ils entrent en contact. Elle a collecté des centaines de ces agents infectieux, dont des dizaines appartenaient au même groupe que Sars-CoV, le responsable de l'épidémie de Sras. En 2013, elle en a identifié deux provenant d'une grotte de la province du Yunnan, des virus suffisamment proches pour affirmer que des chauves-souris en avaient constitué le réservoir naturel, très vraisemblablement dans cette région du sud de la Chine. Elle fut alors la première à isoler un coronavirus vivant de type Sars provenant d'une chauve-souris, et à établir qu'il pouvait infecter directement des cellules humaines sans avoir nécessairement besoin de passer par un hôte animal intermédiaire. De quoi augmenter le risque de pandémie.

«Zhengli Shi pensait qu'il fallait trouver les virus avant qu'ils ne nous trouvent», m'explique l'immunovirologue Branka Horvat, qui la connaît bien et s'est rendue à plusieurs reprises dans les laboratoires de Wuhan. Les virus de chauve-souris y sont un objet de recherche et, comme en attestent plusieurs publications signées par Zhengli Shi depuis 2007, ils peuvent servir à constituer des chimères, mêlant deux virus afin d'observer quelles modifications génétiques permettent de mieux infiltrer des cellules humaines. Le but est là encore d'anticiper quels types de pathogène pourraient nous infecter et de mieux les comprendre pour reconnaître ceux présentant un risque, et bien sûr d'élaborer des stratégies thérapeutiques ou vaccinales pour s'en prémunir. Avec toutefois le risque de créer un virus dangereux. Une collaboration entre le laboratoire du microbiologiste Ralph Baric à l'université de Caroline du Sud et celui de Zhengli Shi au WIV avait d'ailleurs conduit à une publication en novembre 2015 dans la revue *Nature medicine* qui provoqua une polémique. Les chercheurs étaient parvenus à combiner un coronavirus de type Sars de chauve-souris à un autre adapté aux souris, la chimère obtenue se montrant apte à se répliquer dans des cellules humaines des voies respiratoires. «Le virus artificiel de la chauve-souris suscite le débat sur la recherche risquée», annonçait trois jours après le journal *Nature* dans un article où des scientifiques redoutaient la possibilité d'une fuite de laboratoire. «Si le virus s'échappait, personne ne pourrait prévoir sa trajectoire», prévenait le virologue de l'Institut Pasteur Simon Wain-Hobson.

Bien que sceptique sur la fiabilité du diagnostic effectué par le CDC de Wuhan, Zhengli Shi dira avoir pensé après l'appel de Yanyi

Wang: «Si un coronavirus est bien en cause, pourrait-il provenir de notre laboratoire?»

Cette inquiétude l'aurait-elle incitée à actualiser la base de données des virus pathogènes du WIV dont elle est administratrice? Comme le signalera sur Twitter le compte de Billy Bostickson, qui se présente comme le responsable des relations publiques d'une université libre et en ligne, une mise à jour a en effet été réalisée ce 30 décembre 2019, avec notamment un changement d'intitulé: de «*Wildlife-borne viral pathogen database*» à «*Bat and rodent-borne viral pathogen database*». En remplaçant «faune sauvage» par «chauves-souris et rongeurs», a-t-on voulu éviter l'amalgame entre les objets de recherche et les animaux vendus sur le marché des fruits de mer de Wuhan? Car on n'y trouve pas que des produits de la mer, mais aussi une ribambelle d'animaux sauvages morts ou vivants, vite perçus comme les propagateurs potentiels du virus. La virologue déclarera en tout cas à *Scientific American* n'avoir pas réussi à dormir pendant plusieurs jours, avant de ressentir un énorme soulagement en constatant que le nouveau coronavirus ne correspondait à aucun de ceux prélevés par le WIV dans les grottes des chauves-souris. Sans préciser combien de nuits a duré son angoisse.

Le 1er janvier 2020, alors qu'officiellement il n'est encore question que de pneumonie de cause inconnue, le marché des fruits de mer de Wuhan est fermé et désinfecté par des équipes portant des bottes, des combinaisons, des masques et des lunettes de protection qui leur donnent l'apparence de cosmonautes ou de biologistes de laboratoire de haute sécurité. Zhengli Shi, pas encore rassurée, s'affaire de son côté à identifier le coronavirus en analysant des échantillons prélevés sur des malades. D'après le témoignage au tabloïd anglais *The Daily Mail* de la journaliste chinoise Gao Yu, à qui Zhengli Shi aurait parlé pendant le confinement de Wuhan, le WIV «avait terminé le séquençage du génome et les tests connexes dès le 2 janvier», mais sans l'annoncer publiquement. Le même jour, la directrice de l'Institut envoie un e-mail à son personnel interdisant la diffusion d'«informations relatives à la pneumonie de Wuhan de cause inconnue». Dans ce message qui a fuité et circulé sur les réseaux sociaux, Yanyi Wang rappelle que le WIV travaille sous la direction du Département de la santé et de sa Commission nationale qui exige que les «tests, données expérimentales, résultats ou conclusions liés à l'épidémie» ne soient ni publiés ni divulgués.

Le 3 janvier, Zhang Yongzhen, professeur au Centre clinique de santé publique de Shanghai, reçoit en provenance de Wuhan une boîte métallique qui contient un écouvillon ayant servi à prélever le virus d'un malade de la mystérieuse pneumonie. Avec quelque 30 000 nucléotides, les génomes de coronavirus sont parmi les plus longs chez les virus à ARN, mais en moins de quarante heures, celui qui se trouve sur l'écouvillon est séquencé intégralement et s'avère identique à environ 80 % à Sars-CoV. Zhang Yongzhen le suppose donc dangereux et contacte le ministère de la Santé chinois. Le 8 janvier, il dîne à Wuhan avec de hauts responsables de la santé publique et leur dit que ce virus doit se transmettre par les voies respiratoires donc qu'il conviendrait de prendre des mesures d'urgence pour s'en protéger. La Chine se contentera d'annoncer le jour suivant qu'un coronavirus est responsable d'une nouvelle maladie infectieuse.

Le 11 janvier, les médias chinois communiquent sur le premier décès officiellement dû au coronavirus. Revenu à Shanghai et s'apprêtant à prendre un vol pour Pékin, Zhang Yongzhen reçoit avant de monter dans l'avion un appel du virologue australien Edward Holmes. Ce dernier lui demande l'autorisation de publier le génome. Zhang réclame une minute de réflexion, et accepte. Le génome se retrouve en ligne sur le site virological.org. Quand le professeur atterrit à Pékin, la nouvelle fait la une des journaux et les autorités chinoises débarquent dans son laboratoire qu'elles ferment momentanément pour «rectification», terme ambigu qui laisse croire à une malversation, ou à l'exigence de mener des vérifications. Zhang ne s'en plaindra pas et confiera au *Times* qu'il avait déjà soumis le génome le 5 janvier au NCBI, le centre national pour l'information sur la biotechnologie des États-Unis. La demande n'avait pas été examinée, mais l'inscription sur la Genbank de l'institution gouvernementale américaine la confirme.

Si les Américains n'ont pas été assez attentifs, les autorités chinoises, mises au courant de vive voix, ne souhaitaient quant à elles pas que Zhang diffuse le génome. «Le gouvernement était furieux car il voulait que la séquence soit publiée par le laboratoire de Zhengli Shi, scientifique brillante internationalement respectée et membre de l'Académie chinoise des sciences, et il en a d'ailleurs été crédité», me fait remarquer l'épidémiologiste américaine Maureen Miller, qui a mené avec Zhengli Shi des études sur les interactions Homme-animal et les effets des coronavirus de chauve-souris sur des populations rurales du sud de la Chine.

Le génome du nouveau coronavirus est ainsi officiellement communiqué le 12 janvier à la planète entière par une Chine peu pressée mais prise de vitesse par le médecin de Shanghai. À Marseille, au laboratoire Architecture et fonction des macromolécules biologiques, les virologues prennent connaissance des séquences et débutent les analyses. Ils remarquent immédiatement une particularité dans ce génome. Mais avant de vous dire laquelle, je voudrais vous livrer quelques notions essentielles à la bonne compréhension de la composition et du fonctionnement de ce virus.

Comme tout coronavirus, celui découvert à Wuhan est recouvert de protéines dénommées Spike, ou S. Avec un microscope électronique, on peut voir qu'elles donnent au microbe cette sorte de couronne qui l'entoure et lui a valu son qualificatif de corona. Ces protéines Spike ont un rôle fondamental car elles permettent au virus de se fixer sur les cellules de son hôte. À condition qu'elles soient adaptées à un de leur récepteur, une autre protéine. Dans le cas qui nous intéresse, le récepteur est appelé Ace2, acronyme bien pratique d'«*angiotensin converting enzyme 2*», soit en français «enzyme de conversion de l'angiotensine 2». L'angiotensine est un peptide, un polymère d'acides aminés, mais contentons-nous d'Ace2. Il faut retenir que c'est sur cette protéine que pourra se fixer, ou pas selon affinités, un coronavirus à l'aide de sa Spike, et plus particulièrement du domaine de liaison de cette dernière, en anglais «*Receptor Binding Domaine*», plus communément désigné par un sigle: RBD. Bref, l'infectiosité d'un coronavirus dépend de la compatibilité entre sa Spike et un récepteur de sa cible tel que l'Ace2, comme entre une clé et une serrure. Si la clé ne rentre pas, le virus n'aura aucune prise et devra aller voir ailleurs, à la recherche d'une autre espèce plus adaptée. Si ce préalable est rempli, l'impact du virus dans un organisme pourra encore varier considérablement en fonction de multiples paramètres loin d'être toujours compris. Mais un atout peut augmenter la capacité de pénétration du virus dans les cellules. Celui dont est justement doté notre coronavirus, et voilà ce qui saute aux yeux d'Étienne Decroly quand il découvre son génome. Parmi ses 30 000 nucléotides, douze de ces bases génétiques, situées entre les deux sections de la protéine Spike, S1 et S2, constituent un site de clivage à la furine. Une zone capable d'accueillir une enzyme présente dans les cellules d'un hôte tel que l'humain, ladite furine qui va contribuer à cliver la Spike, à la fendre, ce qui va faciliter sa fusion avec la membrane des cellules et donc l'initiation de leur infection.

«L'identification de ce site furine était évidente et des centaines de scientifiques l'ont vu», souligne Decroly, qui a consacré sa thèse à ce type de site biologique et publiera rapidement un article, coécrit avec d'autres chercheurs de Marseille, identifiant celui présent dans 2019-nCoV, le premier nom donné au nouveau coronavirus. «L'apparition d'un tel site est souvent un événement majeur dans l'histoire d'un virus, ajoute le virologue du CNRS. Mon hypothèse fut dès le mois de janvier que cela avait constitué un point de cristallisation pour celui apparu à Wuhan, décisif dans l'émergence de l'épidémie.» Et singulier, car si les sites furine sont connus et présents dans de nombreux virus, aucun n'avait jusqu'ici été observé chez les sarbécovirus, la lignée de coronavirus à laquelle appartiennent tous ceux de type Sars.

Malgré le rapport d'analyse reçu par Ai Fen le 30 décembre, l'avertissement de Zhang Yongzhen le 8 janvier et l'existence de ce site furine qui pourrait expliquer une forte contagiosité, on refuse encore, tant à Pékin qu'à Wuhan, de déclarer la présence d'un virus transmissible entre humains. Le 14 janvier, l'OMS annonce sur Twitter que les enquêtes préliminaires des autorités chinoises n'ont pas révélé «d'éléments probants», tout en signalant la possibilité d'une «transmission interhumaine limitée» à la vue des 41 cas confirmés par la Chine. L'Organisation appelle à poursuivre des investigations. Le 15 janvier, Li Qun, chef des urgences à la Commission nationale de la santé, affirme néanmoins être «parvenu à la conclusion que le risque de transmission d'humain à humain est faible». Mais face à l'accumulation des cas, Zhong Nanshan, découvreur du Sras et pneumologue le plus illustre de Chine, le contredit en annonçant à la télévision publique le 20 janvier ce qu'Ai Fen savait depuis trois semaines: le virus est bel et bien contagieux.

En phase avec la communication officielle, Zhengli Shi et son équipe du WIV soumettent ce même 20 janvier au journal *Nature* un article qui paraîtra dix jours plus tard. Il établit, comme l'avait vu Zhang Yongzhen, une identité génétique de 79,6 % de 2019-nCoV avec Sars-CoV, notant que tous deux utilisent le même récepteur d'entrée cellulaire, l'Ace2. Les scientifiques chinois affirment que 2019-nCoV provient lui aussi très probablement d'un virus de chauve-souris, et a d'ailleurs été trouvé celui dont il s'avère le plus proche génétiquement: un inconnu baptisé RaTG13, identique à 96,2 %. L'article ne donne guère de détails sur son origine, indiquant seulement qu'il a été collecté dans la province du Yunnan. Les auteurs ont d'abord remarqué qu'ils montraient une grande identité sur une partie de son génome. « Nous avons réalisé un séquençage complet », ajoutent-ils, comme si l'opération venait d'être effectuée. Il n'en est rien, car comme le fera remarquer le 16 mars, sur un blog dédié à la virologie, une biologiste italienne de l'université d'Innsbruck, Rossana Segreto, on retrouvait déjà en 2016 RaTG13, sous un autre nom, dans un article de Zhengli Shi paru dans la revue *Virologica Sinica*. Elle traitait de différents coronavirus trouvés en 2013 dans la mine désaffectée du canton de Mojiang où l'équipe de la BBC souhaitait se rendre. Rossana Segreto remarquera que la séquence d'une zone particulière du génome d'un dénommé BtCoV 4991 est identique à 100 % à la zone correspondante de RaTG13. Les deux coronavirus ne font qu'un et Zhengli Shi le reconnaîtra dans une interview donnée au journal *Science* en juillet 2020, de même qu'elle concédera que ce virus a été entièrement séquencé en 2018. Sans pour autant dissiper les interrogations soulevées par ce RatTG13 déniché dans une mine peu après que des hommes y eurent contracté une pneumonie sévère dont on diagnostiqua une probable cause virale. Un épisode que la publication de *Nature* pas plus que celle de 2016 ne mentionnent. J'y reviendrai.

Quand il découvre l'article du WIV posté sur le site de prépublication dédié à la biologie BioRxiv, le 23 janvier, jour où Wuhan et deux autres villes de la province du Hubei sont confinées par le gouvernement chinois, Étienne Decroly veut évidemment savoir si RaTG13, présenté comme le plus proche parent connu de 2019-nCoV, possède lui aussi un site furine. Il tombe alors des nues face à une négligence incroyable. « Les deux virus ont été complètement séquencés, mais l'alignement des génomes qui permet de les comparer s'arrête juste avant l'emplacement du site furine. Pourquoi ? se demande encore le virologue. Tous ceux qui travaillent sur ces protéines savent l'importance de ce type de séquence, mais il n'a pas été relevé par Zhengli Shi. » N'aurait-elle pas remarqué la présence du site furine de Sars-CoV-2 ? Une bévue « impensable », considère Bruno Canard, le directeur du laboratoire de Decroly à Marseille, interrogé à ce sujet par *Le Point*: «C'est comme si Zidane allait tirer un pénalty sans s'apercevoir qu'il n'y a pas de goal. La probabilité qu'elle n'ait pas vu ce site furine est égale à zéro.» Zhengli Shi n'a néanmoins pas signalé son existence qui distingue sur un point fondamental Sars-CoV-2 de RaTG13, dépourvu comme tous les autres sarbécovirus d'un tel site de clivage. Trouver comment le virus du Covid-19 a pu s'en doter serait pourtant crucial pour résoudre l'énigme de son origine, car cela pourrait nous livrer la cause de sa capacité à se transmettre si bien entre humains. Donc indiquer ce qu'il conviendrait de surveiller pour éviter que d'autres virus ne prennent le même chemin jusqu'à nous.

Tandis que l'OMS vient de décider de ne pas classer l'épidémie au rang de «crise sanitaire internationale», la contagion se répand et la France connaît ses premiers cas de coronavirus le 24 janvier. Des personnes revenant de Wuhan. Vietnam, Finlande, Inde, États-Unis... Une vingtaine de pays vivent la même situation en ce mois de janvier, avec à chaque fois des malades en provenance de la ville chinoise où est apparue l'épidémie. Cela ne prouve pas qu'elle soit le lieu d'origine, seulement que sa propagation y a explosé, comme en atteste la construction en urgence à Wuhan d'hôpitaux de fortune pouvant accueillir des milliers de patients.

Le lien des chauves-souris avec le virus paraît de plus en plus acquis, et bien qu'une contamination directe de l'Homme soit possible, l'hypothèse d'un hôte intermédiaire est privilégiée. Beaucoup considèrent le marché de Wuhan comme le lieu originel de la contamination car les malades du mois de décembre semblaient y être liés, et qu'il offre l'embarras du choix pour un vecteur d'infection. On pouvait alors y acheter toute sorte de gibier sauvage, du paon au renard, en passant par le chameau, le crocodile ou le hérisson, d'après la photo d'un des stands, publiée sur Twitter le 21 janvier par Muyi Xiao, une reporter du *New York Times*. George Gao, directeur du CDC au niveau national, déclare le 22 janvier que « le virus peut provenir d'animaux sauvages sur le marché des fruits de mer, bien que la source exacte n'ait pas été déterminée ». Et que, comme le divulgue le CDC ce jour-là, « malgré une campagne de tests intensive, aucun animal du marché n'a été jusqu'à présent identifié comme source possible d'infection ». Des recherches chinoises laissent entendre que des animaux vendus sur le marché pourraient être les hôtes intermédiaires, à commencer par les rats, les blaireaux ou les serpents. Ces derniers ont droit à une publication dans le *Journal of Medical Virology*, mais la recombinaison envisagée de virus de chauves-souris et de reptiles ne convainc pas la communauté scientifique.

Le 24 janvier, la donne change avec une nouvelle étude publiée dans *The Lancet* par des chercheurs chinois de différentes institutions. Elle montre que 13 des 41 premiers malades recensés ne fréquentaient pas le marché humide de Wuhan, dont le premier cas qui remonte au 1er décembre et n'avait aucun lien avec les autres personnes infectées. Une étude plus conséquente menée par George Gao paraît le 29 janvier dans le *New England Journal of Medicine.* Effectuée cette fois avec les 426 premiers cas, elle constate que plus de la moitié avaient un lien avec le marché. Mais quatre des cinq premiers malades identifiés, antérieurs à la mi-décembre, ne s'y étaient pas rendus, relativisant le rôle originel du marché qui pourrait plutôt avoir joué le rôle d'amplificateur de la diffusion du Covid-19. Le marché demeure toutefois perçu comme le lieu d'origine le plus probable pour ses ventes d'animaux sauvages que les autorités chinoises décident, le 26 janvier, d'interdire jusqu'à la fin de l'épidémie. Aucune analyse moléculaire ne les relie pourtant au coronavirus, l'ensemble des échantillons prélevés sur le marché qui en contiennent provenant non de bêtes mais de surfaces environnementales. Cela pourrait être des tables, des sols ou toutes sortes d'objets inanimés touchés par des humains contaminés, mais le détail de ces prélèvements n'est pas rendu public.

« Ce qui est très clair, c'est que le réservoir du virus est chez les chauves-souris, retient à la fin de l'année 2020 le biologiste de l'évolution Alexandre Hassanin. Le problème est que l'origine géographique du responsable de l'épidémie ne peut pas être la province de Hubei car il renvoie aux coronavirus présents dans les provinces du Yunnan et de Guandong, au sud de la Chine. Le virus a dû se déplacer d'une façon ou d'une autre, et l'idée que l'origine soit à Wuhan a pu venir car il s'y trouve un laboratoire avec la spécialiste des coronavirus de chauve-souris. Un malheureux hasard, ou pas. Ce n'est pas politiquement correct et les médias n'en parlaient pas trop, mais dès le départ, j'ai reçu des messages alertant sur ce point. »

Le 28 janvier 2020, Dan Sirotkin, un Américain de 36 ans, envoie pour sa part un e-mail à son père, généticien retraité, lui exposant pourquoi selon lui « le coronavirus de Wuhan est probablement une souche bio-ingénieriée » libérée accidentellement. Il évoque l'article publié en 2015 par Zhengli Shi sur le virus chimère et la réaction du chercheur de l'Institut Pasteur, des problèmes de sécurité dans le laboratoire P4 où la Chinoise travaille, de nombreuses vidéos montrant que la réalité de l'épidémie est bien plus grave que ne le dit la Chine, et un génome, d'une lignée qui paraît distincte des autres betacoronavirus, se répandant à toute allure. Ancien étudiant à Harvard dont le parcours atypique l'a fait passer par la case prison pour une affaire de mœurs, Dan Sirotkin, alors serveur dans un restaurant, cosignera avec son père, en août 2020, le premier article publié dans un journal scientifique après revue des pairs supposant une fabrication du virus en laboratoire. Inaugurant une recherche sur une hypothèse taboue qui va devoir se faire de façon parallèle aux circuits habituels, les fondements de ce papier sont posés dans un premier article que Dan poste sur son blog, *Harvard to the Big House*, dès le 31 janvier. La veille, le directeur de l'OMS a déclaré l'épidémie « urgence de santé publique de portée internationale ».

Le 31 janvier, paraît également sur BioRxiv un article écrit par des chercheurs indiens qui affirment avoir trouvé dans la protéine

Spike du nouveau coronavirus quatre insertions identiques ou similaires à de petits bouts de séquences du virus du Sida dont la présence ne serait «probablement pas de nature fortuite». Suggérant une manipulation de laboratoire, la prépublication scandalise et fait l'objet de vives critiques, tant sur sa méthode que sur ses conclusions, les insertions apparaissant bien trop petites pour être significatives et dues à autre chose qu'au hasard de l'évolution. Les auteurs retirent vite leur article, ne souhaitant pas alimenter les théoriciens de la conspiration qui s'en sont instantanément emparés. Zhengli Shi répond alors aux accusations qui se multiplient en déclarant sur WeChat que «le nouveau coronavirus est une punition de la nature à la race humaine pour avoir conservé des habitudes de vie non civilisées», allusion nette à la consommation d'animaux sauvages. Son message se termine par une déclaration solennelle qui sera reprise par la presse chinoise: «Moi, Shi Zhengli, jure sur ma vie que cela n'a rien à voir avec notre laboratoire. Je conseille à ceux qui croient et répandent des rumeurs provenant de sources médiatiques nuisibles… de fermer leur bouche puante.»

Ce cri du cœur quasi menaçant ne suffira pas à couper court aux rumeurs et aux suppositions. L'une émanant de Chine pointe même du doigt non pas un mais deux laboratoires de Wuhan. Le 6 février, Botao Xiao, professeur de biologie moléculaire de l'université de Chine du Sud, poste à son tour une prépublication au titre explicite: «*The possible origins of 2019-nCoV coronavirus*». Il y note que le CDC de Wuhan se situe à moins de 300 mètres du marché humide. On y héberge des animaux à des fins de recherche, notamment des chauves-souris. Le responsable de leur collecte a déclaré par le passé s'être imposé deux fois une quarantaine après s'être fait mordre et uriner dessus par certaines de ces bestioles. Des déchets contaminés pouvant aussi véhiculer des agents pathogènes, Botao Xiao considère plausible que le virus ait fuit d'un laboratoire du CDC, tout comme de celui du WIV dont «le chercheur principal a participé à un projet qui a généré un virus chimérique» avec un Sars-CoV. «En résumé, quelqu'un a été mêlé à l'évolution du coronavirus 2019-nCoV», et «le tueur provenait probablement d'un laboratoire de Wuhan», estime Botao Xiao, avant de conclure que «le niveau de sécurité pourrait avoir besoin d'être renforcé dans les laboratoires présentant un risque biologique élevé». Le professeur Shi ne doit pas apprécier. La prépublication sera rapidement retirée, mais elle circule déjà dans le monde entier.

Tandis que la pandémie gagne la planète, même si l'Occident n'y croit pas encore, Linfa Wang, virologue chinois installé à Singapour mais travaillant régulièrement avec Zhengli Shi, semble vouloir apaiser les esprits en publiant comme auteur principal, le 11 février dans *The Lancet*, un article où il rappelle combien «il est important de réfléchir aux leçons qui peuvent être tirées de ce virus zoonotique émergent et des précédents». En référence aux patients traités par Zhang Jixian, directrice du Département des maladies respiratoires du Hubei, reconnue en Chine comme le premier médecin ayant signalé des malades du coronavirus, l'article indique qu'en fait «les données de séquences préliminaires indiquant la présence d'un coronavirus lié au syndrome respiratoire aigu sévère (Sras) dans les échantillons de lavage pulmonaire des patients ont été obtenues le 26 décembre», et que «cependant, la séquence du génome, cruciale pour le développement rapide des diagnostics nécessaires en cas d'épidémie, n'a été publiée que le 12 janvier». Diplomatiquement, il est considéré comme «important de trouver le juste équilibre entre le partage d'informations et la publication scientifique», mais sont néanmoins qualifiées «d'allégations non fondées» les critiques contre «quelques scientifiques de premier plan qui auraient retenu le partage des données sur le virus pour publier leurs découvertes». Le rôle de la chauve-souris comme source initiale étant quasiment certain, il conviendrait désormais de trouver l'animal, malheureusement encore inconnu, qui a permis la transmission. Il faudrait aussi donner un nom à ce virus et, avec ses coauteurs, Linfa Wang propose « Hars-CoV », coronavirus du syndrome aigu respiratoire de Han, diminutif chinois de Wuhan, qui rappellerait que l'épidémie a démarré dans cette ville. Mais « le temps n'est pas au blâme », assure-t-il, et les « leçons à tirer ne sont pas que pour la Chine ». En dénommant le jour de cette publication le nouveau coronavirus « Sars-CoV-2 », le Comité international de taxonomie des virus opte pour un choix moins territorial convenant sans doute mieux à une Chine qui va se démener pour trouver une origine à l'épidémie, loin de Wuhan et de ses frontières.

Un an après le début de l'épidémie, on n'en sait pas vraiment plus sur cette origine. Je me suis attaché à dénicher toute information éclairante, à questionner depuis mon bureau ceux qui pourraient m'en apporter et je peux poser ce premier constat. Près de 100 000 articles scientifiques ont été consacrés au Covid-19 depuis son apparition à Wuhan, mais très peu se sont intéressés à sa provenance et la recherche sur ce sujet n'a guère progressé, quelle que soit l'hypothèse avancée. Serait-on incapable de trouver mieux qu'un pangolin ?

2. Un pangolin identifié

Alors que les questionnements sur l'origine du virus se multiplient, une réponse surprise nous est livrée sur un plateau par la Chine, le 7 février 2020. L'université d'agronomie de Chine du Sud tient une conférence de presse pour annoncer une découverte qui attire évidemment l'attention du monde entier : le pangolin serait l'hôte intermédiaire qui a permis le passage du virus venu des chauves-souris à l'humain. Sur cet animal le plus braconné au monde pour sa viande mais aussi pour ses écailles utilisées dans la médecine traditionnelle chinoise, il aurait été détecté des séquences génétiques identiques à 99 % à Sars-CoV-2. Bingo ! Voilà le degré d'identité que l'on attend du transmetteur initial du virus.

L'information est immédiatement relayée par la revue *Nature*, qui reçoit ce même jour un article consacré à ce pangolin porteur d'un virus tellement similaire génétiquement, écrit par une équipe chinoise à laquelle s'est greffé le virologue australien Edward Holmes. Celui-ci déclare dans *Nature* que la découverte « fait sens ». Un avis partagé par d'autres scientifiques de renom, comme l'immunologiste et biologiste informatique Kristian Andersen, qui confie à *Nature* : « Je peux vraiment croire que cela pourrait être vrai. » La piste semble solide et renvoie vers ce marché des animaux sauvages suspecté d'être le berceau de l'épidémie, bien que le pangolin ne soit pas recensé dans la liste des bêtes vendues. Mais « l'illégalité de son commerce pourrait expliquer cette omission », suppose *Nature*. Un scénario s'esquisse : un pangolin vendu sous le manteau aurait contaminé son acheteur, ou son vendeur, et l'humanité paierait maintenant au prix fort cet acte répréhensible envers une espèce protégée car en voie de disparition.

Trois autres articles de scientifiques chinois établissant une proximité avec le pangolin sont postés le 20 février sur BioRxiv et bientôt acceptés par de grandes revues: *Current Biology*, *PLOS Pathogens* et encore *Nature*. À leur lecture, on découvre que la quasi-identité avec Sars-CoV-2, qui avoisine en fait les 97 %, concerne la zone très importante du RBD, ce domaine de liaison essentiel à la réception du virus par les cellules de l'hôte. Mais sur l'ensemble du génome, l'identité n'est que d'environ 90 %, bien trop faible pour prétendre que le pangolin est l'hôte intermédiaire ultime, ce que les différents articles se gardent bien de discuter, en se montrant beaucoup plus mesurés que la déclaration du 7 février. Ils seront disséqués par une chercheuse du Massachusetts Institute of Technology, Alina Chan, qui remarquera que tous s'appuient sur les mêmes données expérimentales figurant dans un article publié en octobre 2019 dans la revue *Viruses* par des scientifiques chinois. Ceux-ci ont étudié une vingtaine de pangolins malais de contrebande saisis en mars 2019 par les douanes de la province du Guangdong, à plus de 1000 kilomètres de Wuhan. Sans que cela soit toujours clairement précisé et sans que les données brutes soient rendues disponibles. La probabilité qu'un pangolin ait pu contracter dans la nature un virus assez proche de Sars-CoV-2 pour être vu comme l'hôte intermédiaire diminue fortement. J'en parle avec Alexandre Hassanin, pour qui « les pangolins saisis pourraient avoir été contaminés par d'autres animaux pendant leur captivité ». Une étude publiée dans la revue *EcoHealth* en novembre 2020 tend d'ailleurs à conforter cette possibilité. Réalisée sur 334 pangolins saisis par les douanes de Malaisie entre 2009 et 2019, elle n'a décelé chez eux aucune trace de coronavirus, suggérant que cet animal, qui vit dans la nature en solitaire, n'a pas tendance à véhiculer ces virus.

Dans un article cosigné avec un biologiste de l'université de Colombie-Britannique, Alina Chan pointe les faiblesses des quatre études sur le pangolin, des failles qu'auraient normalement dû relever les pairs ayant permis leurs publications, mais c'est la sienne qui ne dépassera pas le stade de sa prépublication le 7 juillet 2020. « Après 21 semaines, le papier a passé l'examen par les pairs de *Nature*, mais un examinateur a finalement déclaré qu'il ne fallait pas le publier », explique Alina Chan. Cette scientifique a pourtant exposé clairement pourquoi il était impossible de faire du petit mammifère à écailles l'hôte intermédiaire sur la base des quatre études chinoises publiées entre mars et mai 2020. Mais avant même leur publication, l'idée que le pangolin serait le coupable de l'épidémie de Covid-19, nom que l'OMS a donné à la maladie provoquée par le nouveau coronavirus le 11 février, s'était déjà répandue. « Tout le monde s'est mis à répéter qu'on avait enfin trouvé cet hôte intermédiaire, et quelque chose de probablement faux est devenu une évidence », souligne Roger Frutos, spécialiste de l'écologie des virus, dans l'enquête que *Le Monde* a publiée le 22 décembre 2020.

Nombre de spécialistes des virus ont tout de même repéré les faiblesses des données proposées par les publications chinoises censées accréditer la responsabilité du pangolin. Une hypothèse à laquelle l'écologue Serge Morand me confie n'avoir « jamais cru ». Lui considère que « l'acceptation de ces articles par de grandes revues était scandaleuse car ils posaient beaucoup de problèmes ». « Les séquences du génome n'étaient pas de bonne qualité, elles comportaient des trous, et j'ai détecté des traces d'ARN humain dans ce virus de pangolin, ce qui ressemble à un contaminant », ajoute Alexandre Hassanin. La piste s'avère finalement bien faible scientifiquement et *Nature* ajoutera d'ailleurs le 11 novembre 2020 une note de l'éditeur sur un de ses articles publiés en mai. Elle indique que « des préoccupations ont été soulevées concernant l'identité des échantillons de pangolins rapportés » et que « des mesures éditoriales appropriées seront prises une fois ce problème résolu ». En attendant, le journal a largement contribué à conforter l'hypothèse du pangolin comme hôte intermédiaire.

Dans *Nature medicine*, autre revue réputée du groupe d'édition scientifique Springer Nature, l'article devenu la référence concernant la provenance du coronavirus va utiliser le pangolin pour, cette fois, soutenir une analyse qui « montre clairement que le Sars-CoV-2 n'est pas une construction de laboratoire ou un virus délibérément manipulé », comme l'affirme son introduction. Paru le 17 mars, cet article dont l'auteur principal est Kristian Andersen rappelle que le Sars-CoV-2 possède une caractéristique importante que l'on ne retrouve pas chez RaTG13, le virus de chauve-souris le plus proche mais dont le RBD n'est pas adapté à l'Homme, contrairement à celui du pangolin. Sans dire que ce dernier est l'hôte intermédiaire, les auteurs considèrent que la détection chez lui de coronavirus présentant « une forte similitude avec le Sars-CoV-2 dans le RBD » suffit à montrer que la protéine Spike de Sars-CoV-2, qui bénéficie aussi d'une liaison optimale avec l'Ace2 humain, « est le résultat d'une sélection naturelle ». En clair, un RBD similaire existant chez le pangolin, c'est forcément la nature qui a conduit à son apparition chez Sars-CoV-2, d'autant que l'on n'aurait pas pu prévoir que l'interaction avec l'Ace2 humain d'un tel domaine de liaison serait idéal car il diffère de ceux repérés auparavant, comme les plus performants chez les coronavirus de type Sars. Il apparaît à Kristian Andersen tout aussi logique que le site furine de Sars-CoV-2 provienne également d'une évolution naturelle, car il existe chez d'autres betacoronavirus comme le Mers-CoV, même s'il était jusqu'alors absent dans la lignée des sarbécovirus, celle du type Sars. « Étant donné que nous avons observé toutes les caractéristiques notables du Sars-CoV-2, y compris le RBD optimisé et le site de clivage polybasique, dans les coronavirus apparentés dans la nature, nous ne pensons pas qu'un scénario en laboratoire soit plausible », tranchent les auteurs. Là encore, comme cela peut être naturel pour des virus, c'est forcément naturel pour Sars-CoV-2, surtout qu'aucune trace de manipulation n'est visible. Andersen en veut pour preuve qu'une construction de laboratoire aurait nécessité de partir d'un squelette de virus, or aucun de ceux déjà connus n'a été utilisé.

Vous vous dites peut-être qu'on aurait pu se servir d'une base de virus non encore référencée et disposer ainsi d'un squelette d'origine inconnue, mais cette possibilité n'est curieusement pas envisagée par la publication de *Nature medicine* dont le titre même est assez trompeur : « *The proximal origin of Sars-CoV-2* ». Le virus dit « proximal » doit en effet être celui qui a permis la première contamination chez l'Homme, présentant donc une très grande proximité avec Sars-CoV-2, cette quasi-identité de l'ordre de 99 % que l'on attend. Mais Kristian Andersen et ses coauteurs n'apportent aucune information de ce type, se contentant de présenter les scénarios d'origine possible pour en écarter un de façon expéditive.

Après avoir lu la publication, Michael Antoniou, professeur de génétique moléculaire au King's College de Londres, écrit à *Nature* pour indiquer ce qui lui semble être une méprise : « Bien que les auteurs puissent en effet avoir raison dans la façon dont ils perçoivent l'apparition de Sars-CoV-2, les données qu'ils présentent n'excluent pas la possibilité que ce nouveau variant de coronavirus ait pu être créé par un processus de sélection évolutive itératif *in vitro* et dirigé, indique-t-il. Avec cette méthode, une très grande bibliothèque de protéines Spike de coronavirus mutagénisés au hasard pourrait être sélectionnée pour une forte liaison au récepteur Ace2 et par conséquent une infectivité élevée des cellules humaines. Le pouvoir d'une telle évolution dirigée [...] a été reconnu par le prix Nobel de chimie en 2018. » En 2020, quelques mois après l'envoi de ce courrier, une autre technique envisageable pour façonner à sa guise un virus, le système Crispr-Cas9, ces ciseaux génétiques qui permettent toutes sortes de manipulations indétectables, a été à son tour nobélisé. Mais *Nature* refusera la publication du commentaire du professeur du King's College qui m'en donne la justification lors d'un rendez-vous en visioconférence. « On m'a dit qu'il était seulement possible de clarifier un point d'un article, et c'est pourtant ce que je faisais en disant qu'ils ne pouvaient pas conclure ainsi, s'agace Michael Antoniou sur l'écran de mon téléphone. J'ai fait des manipulations génétiques et je sais bien qu'il peut n'y en avoir aucune marque identifiable.» Pour le généticien anglais comme pour désormais bien d'autres scientifiques, l'article d'Andersen ne permet pas d'écarter l'hypothèse d'une fuite de laboratoire d'un virus plus ou moins travaillé. Une position qui paraît toutefois inaudible dans les hautes sphères de la virologie, comme en témoigne Christian Bréchot, ancien directeur de l'Institut Pasteur, aujourd'hui président du Global Virus Network, un réseau international créé pour mieux détecter et lutter contre les maladies virales. «Il n'y a rien à ajouter à Andersen», m'assure cet homme affable, qui a accepté de bonne grâce de m'accorder un moment alors qu'il se trouve dans une salle d'embarquement d'aéroport. «C'est la référence écrite et les grands scientifiques que l'on a interrogés sont en accord complet: le virus ne peut pas avoir été fabriqué. On sait en revanche qu'il a été transmis par une chauve-souris et qu'il y a probablement eu ensuite un hôte intermédiaire, le pangolin étant candidat, même s'il ne peut pas tout expliquer.»

La zoonose décrite par Christian Bréchot est évidemment l'hypothèse la plus probable, vu que les virus émergent ainsi depuis la nuit des temps. Lors des deux précédentes épidémies de coronavirus, a d'ailleurs été rapidement identifié un hôte intermédiaire jugé responsable du passage vers l'Homme. Pour le Mers, apparu en 2012 au Moyen-Orient, ce fut le dromadaire. Dans le cas du Sras, ce serait la civette masquée, petit carnivore sauvage proche de la mangouste qui faisait l'objet d'élevage en Chine à des fins alimentaires, en raison d'une identité génomique de plus de 99 % entre son virus et l'humain. Un article de 2008 de Daniel Janies, professeur au département de génomique et bio-informatique de l'université de Caroline du Nord, considère néanmoins que la civette a été contaminée après l'Homme par le premier Sars-CoV. Mais pour ce virus, elle fait tout de même consensus, à la différence du pangolin avec Sars-CoV-2, sur qui les projecteurs ont tous été très vite braqués. « Ce fut une tentative de diversion pour nous faire regarder ailleurs », est convaincu Yann Faure, professeur en sociologie de la santé à l'École centrale de Lyon, qui a investigué sur la réalité du pangolin, troublé par l'unanimité apparente lui attribuant la responsabilité de l'épidémie de Covid-19. « J'ai découvert qu'il n'y a plus de pangolins en Chine où ont échoué toutes les tentatives d'élever cet animal fragile et solitaire qui dépérit en captivité, souligne le Lyonnais, auteur en mai 2020 d'un article intitulé "*Pangolin Gate*", publié sur le site *Les Crises.* Je vois le pangolin comme un piège qui joue sur nos réflexes d'occidentaux un peu sinophobes nous incitant à croire que les Chinois mangeraient n'importe quoi. Cela évite de regarder du côté de l'élevage. » Là où Serge Morand invite à chercher : « Il y a eu une focalisation sur la faune sauvage, bien que sa consommation ne soit pas vraiment liée à l'émergence de maladies infectieuses. Il peut y avoir contamination, mais habituellement sans transmission d'homme à homme. Il aurait donc d'abord fallu s'intéresser aux élevages, y compris d'animaux sauvages, car c'est généralement par là que s'effectue la transmission, comme avec la civette pour le Sras. »

Le virologue Meriadeg Le Gouil, qui a consacré sa thèse au cheminement du virus du Sras parti des chauves-souris, conforte le propos de l'écologue en m'indiquant que « le démarrage d'une épidémie passe généralement par des cas sporadiques, avec un processus d'essais-erreurs dans le franchissement d'espèce que facilite l'élevage par ses contacts récurrents entre l'Homme et l'animal. Pour arriver à une vraie circulation chez l'être humain, il faut probablement une multiplication de rencontres avec le porteur du virus, ce que l'on voit mal arriver avec le pangolin ». Selon lui, « la première chose à faire aurait donc été d'investiguer les élevages de la région de Wuhan, mais rien n'a été annoncé. C'est incroyable ! J'aimerais savoir s'il y encore des élevages de civettes, qui représenteraient la solution la plus simple comme intermédiaire avec l'Homme. Mais cela pourrait aussi être d'autres animaux, tels que le cochon. Entre virologues on en plaisante en se disant : je donnerais cher pour aller faire des écouvillons dans des élevages chinois ! Je ne comprends pas qu'aucune information soit disponible, peut-être parce que l'on touche à un commerce économiquement important». Comme celui du vison et de sa fourrure lucrative ?

Ne croyant pas le pangolin responsable, Yann Faure a scruté les articles sur l'origine du Covid-19. Dès le printemps 2020, il a vu que le vison pouvait non seulement être contaminé mais également transmettre le virus. «Un premier cas a été déclaré en Hollande en avril, et dès le mois de mai Marion Koopmans, une virologue de Rotterdam, a montré que les visons avaient infecté des humains avec un coronavirus qui avait muté», rappelle-t-il. La transmission pouvait se faire dans les deux sens et des virus qui revenaient des visons différaient génétiquement de celui initialement présent chez l'Homme. Yann Faure recherche alors tous azimuts et s'intéresse à l'Italie. Les premiers cas recensés sont des Chinois de Wuhan, repérés le 31 janvier à Rome, mais arrivés dans la péninsule avec un groupe de touristes une semaine plus tôt à Milan, capitale de la Lombardie. Le premier patient italien hospitalisé et testé positif au Sars-CoV-2 habitait un village situé à une soixantaine de kilomètres, et il se révèle le 20 février porteur d'une souche de coronavirus différente de celle venue de Chine. Nommée D614G, elle va devenir dominante et se répandre dans toute l'Europe. Une étude italienne informera ensuite sur la détection d'un cas suspect dès le 25 janvier et estimera que près de 400 personnes étaient déjà porteuses du virus avant le 20 février en Lombardie. Yann Faure remarque que ce premier foyer d'infection européen est étonnamment une zone rurale, et que les trois villes les plus touchées sont Lodi, Bergame et Crémone. On y trouve 72 % des cas de coronavirus en Italie le 5 mars et, en formant un triangle avec ces villes sur une carte, le sociologue observe en son sein des villages où la surmortalité a explosé dès le début de l'épidémie. Il s'en étonne encore car le Covid-19 est censé frapper plus durement les zones urbaines densément peuplées, et c'est alors qu'il découvre que trois élevages de visons sont installés dans ces villages, dont le plus important d'Italie situé dans la commune de Capralba où l'on dénombre 30 000 bêtes à fourrure. Il est dirigé par le président de l'association des éleveurs italiens, un homme qui exporte 35 % de sa production en Asie et se rend régulièrement en Chine. Une coïncidence ?

Accompagné du journaliste Yves Sciamma, qui préside l'Association des journalistes scientifiques de la presse d'information (AJSPI), Yann Faure poursuit son enquête en se penchant sur l'Espagne où, dans la commune de La Puebla, en Aragon, un élevage de 100 000 visons a vu sept de ses employés testés positifs à Sars-CoV-2 au mois de mai. Or une nouvelle lignée du virus, 20A.EU1, émerge fin juin en Aragon. Tourisme aidant, elle gagne vite l'Europe et devient très présente dans de nombreux pays tels que la France, la Suisse, les Pays-Bas ou le Danemark, s'avérant même dominante en Grande-Bretagne, en Irlande et en Espagne, comme le rapporte fin octobre une étude de l'université de Bale. Un suivi vétérinaire de l'élevage sur des groupes de visons de plus en plus importants montre qu'entre le 28 mai et le 7 juillet, on passe de 0 à 86 % d'animaux contaminés, avec une augmentation brutale après le 22 juin où l'on ne comptait alors que 17 % de positifs. Toutes les bêtes furent finalement abattues, mais les autorités espagnoles ont tergiversé pour établir que le virus était passé du vison à l'humain et un grand flou entoure toujours les séquences génétiques qui auraient dû permettre de faire éventuellement un lien entre les deux espèces. Dans l'enquête publiée par Yann Faure et Yves Sciamma sur le site *Reporterre* le 21 décembre 2020, le directeur du consortium de séquençage espagnol de l'Institut de biomédecine de Valence affirme « ne pas savoir si ces séquences existent ou qui les détient ». Mais on y apprend que l'université de Bâle a obtenu de ce même directeur les séquences de sept travailleurs agricoles « issus des provinces d'Aragon et de Catalogne », dans lesquelles elle dit trouver l'origine de la lignée 20A.EU1. Encore une coïncidence, cette fois triple, « géographique, professionnelle et chronologique, qui suggère que ces sept travailleurs pourraient tout simplement être les salariés de l'élevage de La Puebla », relèvent Faure et Sciamma. Ils notent aussi qu'un passage du virus par le vison aurait pu augmenter sa contagiosité en engendrant cette nouvelle lignée, s'appuyant sur l'article suisse qui dit que « son expansion rapide peut suggérer qu'elle est plus transmissible, ce que des données expérimentales corroborent ».

Le journaliste et le professeur de sociologie se demandent si les visons n'auraient pas joué un rôle important, voire décisif, dans la force de la première vague en Europe en engendrant en Lombardie un variant de Sars-CoV-2, puis à nouveau dans la seconde en faisant de même en Aragon. « Une chose est sûre, les autorités à travers l'Europe ont tout fait pour éluder le problème et minimiser les risques », déplorent-ils, alors que l'on ne dispose toujours pas de séquences génétiques des visons espagnols et italiens. Le Danemark n'en a délivré qu'en octobre 2020, peu avant de décréter en urgence l'abattage de ses 17 millions de visons suite à la découverte d'une mutation transmissible à l'Homme. La Chine en profitera, elle qui a déjà pris le leadership mondial aux Danois avec une production de plus de 20 millions de visons. Et comme pour tous les autres élevages, aucune information n'y est communiquée sur d'éventuelles contaminations. Pas la moindre étude ni le moindre début d'enquête. « Le vison m'apparaît comme la meilleure piste d'hôte intermédiaire pour Sars-CoV-2 et il serait nécessaire d'investiguer partout ses élevages en commençant en Chine où ils sont installés dans l'est du pays, une région où se trouvent aussi des chauves-souris, me confie Yann Faure en cette fin d'année 2020. Le contact entre les deux espèces est possible, et avec des échanges de visons à travers le monde pour la vente d'étalons, on est face à un vaste réseau zoonotique négligé où les élevages engendrent l'équivalent de passages en série en laboratoire, un bouillon de culture qui permet des mutations susceptibles d'augmenter la transmissibilité d'un virus. »

Ces passages en série constituent le cœur de l'article publié en août 2020 dans la revue *BioEssays* par le docteur Karl Sirotkin et son fils Dan. Rappelez-vous, c'est ce dernier qui avait alerté son père, généticien à la retraite, à la fin du mois de janvier 2020 parce qu'il soupçonnait que Sars-CoV-2 puisse être le produit d'expériences en laboratoire. Dans leur article, ils décrivent comment le virus aurait pu provenir de passages en série avec des animaux aussi bien qu'en culture cellulaire, des expériences couramment effectuées pour obtenir des gains de fonction chez des virus, comme une plus grande capacité à infecter. On peut en effet aboutir à doter un virus d'une contagiosité améliorée, d'une meilleure adaptation aux récepteurs de l'hôte ou de la possibilité de franchir une barrière d'espèce par ces passages en série qui constituent un processus d'évolution répétitif différent de celui décrit par Michael Antoniou au journal *Nature*. Il peut mêler le *in vitro* au contact de cellules et le *in vivo* dans des hôtes animaux en enchaînant ces passages pour accélérer l'évolution et sélectionner celle que l'on recherche. Par exemple avec un virus inoculé à une souris et récupéré dans ses excréments, puis réintroduit dans un autre animal, et ainsi de suite afin de multiplier les possibilités de mutations. Dans leur article, les Sirotkin soutiennent que Sars-CoV-2 aurait pu acquérir son RBD et son site furine par une méthode connexe n'impliquant pas d'excréments mais uniquement une contamination par voie aérienne. Ils émettent aussi l'hypothèse d'une possible utilisation de furets, animaux de laboratoire utilisés en virologie, qui se révèlent très réceptifs à Sars-CoV-2, comme le montrent deux études mentionnées, une coréenne et une hollandaise dirigée par Ron Fouchier, grand spécialiste des gains de fonction. Ce dernier démontre que les furets sont particulièrement réceptifs en observant une « transmission robuste du Sars-CoV-2 par voie aérienne », le niveau de contamination le plus large. Or le vison est une espèce très proche du furet et les Sirotkin savent que Sars-CoV-2 est présent dans des élevages européens. Ils envisagent donc, comme Yann Faure, qu'« un passage en série commercial accidentel à travers les visons ait pu jouer un rôle dans sa création, comme alternative aux furets de laboratoire ». Et face à cette « affinité apparente du Sars-CoV-2 pour les furets et les visons », ils en appellent eux aussi à enquêter dans les élevages « car une voie viable pour l'émergence [du coronavirus] pourrait être des chauves-souris infectées y déféquant, ce qui serait vaguement parallèle à l'émergence du Mers-CoV à partir de troupeaux de dromadaires suite à une contamination fécale putative par des chauves-souris ».

Comme propagateur ou comme initiateur, l'implication du vison paraît, quoi qu'il en soit, à ne pas négliger. Une étude prépubliée sur BioRxiv le 16 novembre par François Balloux, directeur de l'Institut de génétique de l'University College de Londres, s'y est d'ailleurs intéressée pour constater des mutations rapides et récurrentes, notamment au niveau du RBD, observées sur des virus de visons hollandais après leur contamination par l'Homme. Cela atteste des excellentes capacités de Sars-CoV-2 à s'ajuster d'une espèce à l'autre, mais les auteurs de l'étude remarquent également que si des mutations adaptatives sont identifiées chez les visons, celles qui auraient pu exister initialement de façon similaire chez l'Homme pour accroître le potentiel de transmission avec ses congénères n'ont pas été constatées, comme si elles avaient été effectuées avant le séquençage des premiers génomes de malades. En fait, dès son apparition à Wuhan, le virus semblait déjà parfaitement adapté à une espèce : la nôtre.

Au début du printemps 2020, Alina Chan, qui a épluché toute la littérature scientifique sur le Covid-19 pour tenter de comprendre cette épidémie lui imposant un ennuyeux confinement, trouve particulièrement intrigante une caractéristique de son virus. La biologiste moléculaire a grandi à Singapour où elle a vécu en 2003 l'épisode du Sras, mais lors de sa survenue, le nouveau coronavirus ne se comporte pas comme son prédécesseur. Son génome est stable, ne mute pratiquement pas durant les trois premiers mois de l'épidémie. Cela ne colle pas avec le récit d'une zoonose transmise par un animal vendu sur le marché de Wuhan. Le virus aurait normalement dû connaître une période d'adaptation à son nouvel hôte humain, comme cela s'est produit pour Sars-CoV. La chercheuse va le détailler dans une analyse de génomes, menée avec son ami biologiste, qui montre sans ambiguïté que tandis que Sars-CoV a connu pendant des mois une évolution rapide liée à une pression de sélection importante lors du franchissement d'une barrière d'espèce, rien de tel n'est observé chez Sars-CoV-2. Le génome de ce virus témoigne dès son arrivée et durant les trois mois qui suivent d'une stabilité similaire à celle acquise par son prédécesseur à une phase tardive de l'épidémie de Sras, comme si Sars-CoV-2 n'avait, lui, pas connu cette pression de sélection consécutive au passage à une nouvelle espèce.

En Australie, un autre scientifique va, d'une manière différente, arriver au même constat. Nikolai Petrovsky, professeur de médecine de l'université Flinders à Adélaïde, travaille habituellement à la création de vaccins. Comme tant d'autres, il projette vite d'en trouver un contre le Covid-19, financé par les National Institute of Health (NIH). « Avec notre équipe, nous avons commencé à étudier les séquences du génome de Sars-CoV-2 et avons créé un modèle du virus sur ordinateur qui a permis d'élaborer un vaccin actuellement en essai clinique après de très bons résultats sur les singes, explique Petrovsky. J'ai eu l'idée d'utiliser ce modèle pour répondre à une question : de quel animal vient le virus ? Pour y répondre, il fallait créer un modèle de récepteur pour tous les animaux envisagés. Un gros projet. » Il fut mené à bien et a permis d'éprouver la compatibilité de Sars-CoV-2 et de son RBD aux récepteurs Ace2 d'animaux comme le singe, la civette, le cobra royal, la souris, le hamster, le chat, le furet ou, bien sûr, la chauve-souris et le pangolin, présumés tous deux à l'origine du virus. « On espérait trouver l'espèce avec laquelle Sars-CoV-2 adhérerait mieux qu'avec toutes les autres et ainsi découvrir l'hôte originel du virus. Mais nos résultats désignèrent les cellules humaines comme les plus adhérentes, ce qui d'un premier abord n'avait pas de sens, poursuit le chercheur. Nous avons regardé avec d'autres virus et vu que l'adhérence initiale était toujours plus forte avec leur hôte originel, par exemple la civette pour Sars-CoV, l'oiseau pour la grippe H1N1 ou le dromadaire pour le Mers. Telle est la situation habituelle, mais pas avec Sars-CoV-2, dont la protéine Spike semble avoir évolué de manière unique pour se lier et infecter les cellules exprimant l'Ace2 humaine. » L'animal dont l'affinité s'avéra la plus proche de celle de l'Homme est le pangolin. Plusieurs hypothèses d'évolution naturelle ayant pu le conduire à devenir l'hôte intermédiaire sont donc envisagées par l'article de Nikolai Petrovsky posté le 11 mai 2020 sur arXiv, un autre site de prépublication. Mais sachant que l'on n'a pas trouvé de pangolin avec un virus véritablement proche de Sars-CoV-2 sur l'ensemble du génome, le scientifique conclut que l'on ne peut finalement pas exclure la possibilité « que le Sars-CoV-2 ait été créé par un événement de recombinaison survenu par inadvertance ou consciemment dans un laboratoire manipulant des coronavirus, le nouveau virus ayant ensuite été libéré accidentellement ». L'équipe australienne a soumis son article à plusieurs titres du groupe Springer Nature, car « c'est là qu'avait publié Andersen en disant que le virus ne pouvait provenir d'un laboratoire. Il nous a paru naturel de publier dans un journal similaire, m'explique Nikolai Petrovsky. Mais jusqu'à présent le papier n'a pas été accepté ». Comme celui d'Alina Chan sur l'intrigante adaptation à l'Homme de Sars-CoV-2. Ces deux articles apportent pourtant des données importantes sur les caractéristiques du virus lors de son émergence en se contentant de noter qu'au vu de son adaptation exceptionnelle à l'Homme, on ne peut exclure un travail de laboratoire. Hypothèse apparemment inadmissible, même à seulement imaginer…

«Vu ce qu'on connaît de cet animal, la connexion du pangolin avec le coronavirus pourrait désigner davantage le laboratoire que la nature, déclare aujourd'hui Nikolai Petrovsky. Le coronavirus de pangolin a été étudié en Chine et ses séquences étaient connues. Mélanger des virus issus de pangolin à d'autres venant de chauve-souris aurait pu créer Sars-CoV-2. Des recherches sur les possibilités de passage de virus de l'animal à l'humain expliqueraient sa préadaptation à ce dernier. Mais il est aussi possible que Sars-CoV-2 ait préexisté chez l'Homme bien avant la soudaine apparition de l'épidémie, sans que l'on ne s'en rende compte.» Une hypothèse également émise par l'article d'Andersen comme la seconde, et dernière, envisageable pour expliquer l'origine du virus après celle du transfert zoonotique qui a focalisé l'attention. Un des coauteurs de cet article référence, le biologiste de l'évolution Andrew Rambaut, a par ailleurs publié le 6 mars 2020 une étude estimant que l'ancêtre commun au virus observé durant les premiers mois de l'épidémie devait remonter à une période allant de la fin août à la mi-décembre 2019. Probablement autour du 17 novembre, date correspondant d'ailleurs au premier malade recensé en Chine, dans les environs de Wuhan, comme l'a révélé le 13 mars un journal de Hong Kong, le *South China Morning Post*, qui dit avoir eu accès à des documents gouvernementaux confidentiels. Andrew Rambaut arrive pour sa part à cette date probable grâce à une analyse phylogénétique, qui permet de rechercher l'histoire évolutive d'un virus, effectuée sur 176 génomes séquencés début 2020.

La détection de supposées traces de Sars-CoV-2 datant de mars 2019 dans les eaux usées de Barcelone, ainsi que celles d'anticorps apparemment spécifiques au virus chez des Italiens participant à une étude clinique sur le cancer en septembre 2019, laisserait croire à une circulation plus lointaine hors de la Chine. Mais ces données ne sont pas forcément fiables. «Personne n'a de séquences génomiques pour ces premiers événements, et nous ne pouvons donc pas savoir si l'on a détecté le coronavirus actuel ou un autre», m'a précisé le généticien allemand Peter Forster. Des traces précoces en Espagne ou en Italie n'expliqueraient de toute façon pas l'explosion de l'épidémie à Wuhan, mais elles ne peuvent qu'inciter à explorer davantage la possibilité d'une présence antérieure du virus chez l'humain. «La phase d'adaptation de Sars-CoV en 2003 a duré trois mois, note Étienne Decroly. Si Sars-CoV-2 a démarré avant la fin de l'été, cela laisserait une durée équivalente pour une adaptation ayant pu aboutir au site furine et à une virulence bien plus grande qui expliquerait l'apparition de l'épidémie. Dans une étude réalisée sur des habitants du Yunnan, un peu moins de 3 % des participants avaient été testés positifs à des coronavirus de type Sars, apparemment sans avoir été malades ni contagieux. Des virus peuvent infecter sans se transmettre d'homme à homme ou être virulents, et puis un jour une mutation favorise la transmission interhumaine et marque le point de démarrage d'une épidémie.»

La recherche d'une présence du virus chez l'humain à bas bruit, c'est-à-dire sans manifestations pathologiques flagrantes, manque d'une investigation de terrain pour rechercher des séquences de virus très proches de Sars-CoV-2 que l'on pourrait retrouver dans des échantillons prélevés durant l'année 2019 chez des patients hospitalisés. «C'est là encore le genre d'information qu'on espérait voir venir de Chine, avec probablement des variants dont l'un serait le plus proche de Sars-CoV-2», rappelle Meriadeg Le Gouil.

Depuis qu'elle a lancé la piste du pangolin, la Chine paraît avoir cessé de rechercher sur son sol une explication à la venue de Sars-CoV-2, et les autres pays ne se montrent pas plus enclins à le faire chez eux, comme en attestent notamment les réactions nationales à l'égard de l'hypothèse des visons. Plusieurs scénarios très plausibles conduisent pourtant vers les élevages ou les hôpitaux, mais l'idée fixe selon laquelle le virus nous a été transmis par la faune sauvage semble avoir rendu vaine (voire sulfureuse) la recherche de son origine. Comment en effet dénicher dans son milieu naturel l'animal chassé qui, tel le pangolin, nous aurait contaminés après avoir côtoyé une chauve-souris ? Il y a de quoi dissuader les plus hardis tant la traque paraît aussi interminable qu'illusoire, à moins d'un énorme coup de chance. Mais cette piste du pangolin a aussi rendu inaudible l'hypothèse la plus simple, la plus facile à identifier, la plus logique à vérifier. D'autant que l'on risque en s'y penchant de se retrouver catalogué « complotiste ».

3. Une fuite ? Théorie du complot !

Pour comprendre quelle direction est privilégiée dans la recherche de l'origine de Sars-CoV-2, j'ai besoin d'avis d'experts, et je multiplie donc les entretiens. Ce qui m'amène à appeler Branka Horvat au Centre international de recherche en infectiologie de l'Inserm, à Lyon. Cette immunovirologue est une spécialiste du virus Nipah et collabore régulièrement avec des chercheurs chinois. Elle s'est ainsi rendue à plusieurs reprises à Wuhan et doit bien avoir une idée des pistes à explorer pour trouver d'où vient le virus apparu dans cette ville. Au téléphone, elle va me faire comme une confidence, assez révélatrice. Nous discutons depuis quelques minutes et je viens de l'interroger sur les recherches qui pourraient être menées, quand elle me lâche soudain : « Je ne crois pas du tout dans la théorie du complot. » Et la voilà qui enchaîne sur une piste que je n'ai pas évoquée : celle d'une fuite accidentelle de laboratoire. « Donald Trump en a d'ailleurs accusé Zhengli Shi, comme il a dit beaucoup d'autres bêtises », ajoute-t-elle. De toute façon, selon cette directrice de recherche, « l'origine de ce coronavirus est très claire », à savoir les chauves-souris, avec peut-être un hôte intermédiaire. Il serait donc grotesque d'envisager une option accidentelle, cataloguée « complotiste » par Branka Horvat comme par nombre de scientifiques, qui n'ont même pas eu besoin que l'ex-président des États-Unis s'en empare pour disqualifier cette possibilité.

Le 19 février 2020, ils sont 27 à signer dans *The Lancet* une tribune dans laquelle ils « condamnent fermement les théories du complot suggérant que le Covid-19 n'a pas d'origine naturelle ». C'est en fait une déclaration de soutien aux scientifiques chinois, dont on salue au passage la rapidité dans l'identification du pathogène et la mise en place de mesures pour réduire son impact, avec un « partage rapide, ouvert et transparent des données sur cette épidémie » qui serait « maintenant menacé par des rumeurs et des informations erronées autour de ses origines ». S'appuyant sur différents articles dont la référence Andersen qui vient d'être prépubliée, ces auteurs notent que des scientifiques du monde entier ont livré des analyses de génomes qui « concluent à une écrasante majorité que ce coronavirus provient de la faune sauvage comme tant d'autres pathogènes émergents ». Envisager autre chose relèverait donc forcément de théories conspirationnistes, lesquelles ne font rien d'autre « que créer de la peur, des rumeurs et des préjugés qui mettent en péril notre collaboration mondiale dans la lutte contre ce virus ». L'idée d'une fuite accidentelle d'un coronavirus résultant de recherches en laboratoire est donc très vite assimilée, par principe, à un dangereux raisonnement complotiste. Voilà le message qu'envoient ces scientifiques de huit pays à la communauté internationale, invitant chacun à approuver ce texte qui devient une pétition et recueillera plus de 20 000 signatures. Sans que l'on ne sache qui en est à l'origine.

Si l'article du *Lancet* présente comme premier auteur et correspondant Charles Calisher, professeur émérite de l'université du Colorado, il a, en fait, été écrit par Peter Daszak, président d'EcoHealth Alliance. Le 6 février, alors que Botao Xiao vient de poster son article sur la possibilité que le virus soit sorti d'un laboratoire de Wuhan, Daszak joint un texte, quasi identique à la tribune qui sera publiée par le *Lancet*, à un e-mail dans lequel il dénonce des « rumeurs, désinformation et théories du complot » qui « ciblent désormais spécifiquement les scientifiques avec lesquels nous collaborons depuis de nombreuses années ». Le message est envoyé à six microbiologistes de haut niveau à qui il est proposé d'être les premiers signataires. Des échanges s'ensuivent. Ainsi, la virologue américaine Linda Saif demande s'il ne faudrait pas expliquer « pourquoi le nCov n'est pas un virus généré en laboratoire et s'est produit naturellement », ce qui lui paraît important « pour réfuter scientifiquement de telles affirmations». Daszak lui répond qu'il vaut mieux s'en «tenir à une déclaration générale», avant de signaler que celle-ci «ne comportera pas le logo EcoHealth Alliance et ne sera pas identifiable comme provenant d'une organisation ou d'une personne en particulier». Puis il ajoutera dans un autre message qu'il s'agit «d'éviter l'apparence d'une déclaration politique» avec «une lettre de scientifiques renommés». Ces détails ont été révélés par l'association américaine US Right to Know (USRTK) qui a pu récupérer la correspondance électronique de Peter Daszak et d'EcoHealth Alliance pour la rendre publique, en usant du droit américain à l'accès aux données. Cet homme, qui a publié une vingtaine d'études avec l'Institut de virologie de Wuhan dont il contribue au financement grâce à des fonds publics américains, a donc orchestré la déclaration qui va enterrer l'hypothèse de l'accident de laboratoire en tant que théorie du complot. Bien que la tribune parue dans le *Lancet* affirme qu'aucun de ses auteurs n'a de conflit d'intérêts, celui de son initiateur, il est vrai noyé dans la masse des 27 signataires, est pourtant manifeste puisqu'il est le collaborateur régulier d'un laboratoire de Wuhan spécialisé dans les coronavirus. Cela n'empêchera pas cette déclaration, qui décrit la Chine comme un modèle de transparence, de donner le cap à suivre.

La presse ne tarde pas à relayer l'appel de la grande revue médicale, un peu partout dans le monde. En Inde, par exemple, *The Indu* publie le 20 février un article qui mêle la prépublication retirée de Botao Xiao aux théories du complot dénoncées par les scientifiques du *Lancet*. Supposer une fuite d'un laboratoire comme l'a fait le chercheur chinois est conspirationniste. En France, *Le Parisien* titre le même jour que «deux labos de Wuhan se retrouvent au cœur des théories du complot», évoquant là encore l'article de Botao Xiao. «Les scientifiques s'insurgent contre les rumeurs sur l'origine de l'épidémie», annonce quant à lui *Courrier International*. «L'origine du coronavirus responsable de l'épidémie de Covid-19 fait l'objet de théories complotistes», alerte ainsi le magazine en soulignant que «des chercheurs du monde entier montent au créneau».

Peter Daszak peut être satisfait. Dans les médias comme dans la communauté scientifique, tous lui emboîtent le pas. Le 31 mars, *Le Monde*, dans un article de la rubrique des décodeurs intitulé «L'étrange obsession d'un virus créé en laboratoire», explique en substance que poser la question d'une origine accidentelle est en soi psychologiquement pathologique. «Alors que la communauté scientifique n'a jamais paru autant mobilisée et sa production aussi scrutée, une partie importante de l'opinion publique rejette ses conclusions», s'inquiète le quotidien en présentant un sondage selon lequel 26 % des Français croient que Sars-CoV-2 a été créé par l'Homme. Il a été réalisé par l'Ifop pour la Fondation Jean-Jaurès et Conspiracy Watch, l'Observatoire du conspirationnisme dont le fondateur, Rudy Reichstadt, le grand professionnel de la lutte anti-complotisme, se désespère «d'un profond analphabétisme» dans «une importante partie de la population [qui] n'a aucune conscience de son incompétence». Car «le virus qui circule actuellement a été séquencé de partout. On sait qu'il est sauvage, qu'il n'a pas été créé en laboratoire», assure l'autre expert appelé à la rescousse, Guy Gorochov, responsable du centre d'immunologie et des maladies infectieuses de l'Inserm pour qui «il n'y a pas de discussion possible». Certes, l'article note que des virus sont créés en laboratoire, y compris par des scientifiques de Wuhan, mais celui-ci s'avérerait sans ambiguïté d'origine naturelle, et le voir serait «à la portée de n'importe quel biologiste moléculaire», soutient Guy Gorochov. Cela relève même selon lui d'un «travail d'étudiant» tant il est évident que Sars-CoV-2 «n'est pas un virus bricolé». Car quand c'est le cas, «ça saute aux yeux», certifie le spécialiste au *Monde*. Quand je l'appelle huit mois plus tard, l'immunologiste de l'Inserm reconnaît pourtant que «l'on sait introduire des mutations dirigées impossibles à distinguer, et ce virus pourrait avoir été fabriqué par l'Homme. Mais en disant cela on n'est pas plus avancé». Au moins, on ne diffuse pas une contrevérité, mais l'essentiel ne semble pas là pour Guy Gorochov qui finit par livrer le fond de sa pensée : « Tout cela est possible, mais improbable pour des raisons de bon sens, d'éthique et d'intérêt scientifique. Il est plus intéressant de voir des virus qui évoluent naturellement. » On ne peut que respecter cet attrait pour une nature évolutive pleine de surprises, sauf que la démarche scientifique n'est pas censée vous permettre d'écarter ce qui ne rentre pas dans votre intérêt…

Assimiler l'hypothèse d'une fuite de laboratoire à un fantasme complotiste a ceci de confortable que cela permet de ne pas avoir à reconnaître que de telles fuites peuvent survenir, et même assez fréquemment. En février 2019, un article du *Bulletin of the atomic scientists* signalait ce risque important dans les laboratoires de haute sécurité P3 et P4, particulièrement avec un virus de type grippe aviaire hautement pathogène créé expérimentalement et transmissible dans l'air via les mammifères, comme ceux conçus au début des années 2010 qui provoquèrent une mise en accusation de ce genre d'expérimentation, sur laquelle je reviendrai. Au moins quatorze laboratoires, principalement en Asie, mènent désormais ce genre de recherche, indique l'auteur, Lynn Klotz. Ce spécialiste des questions de biosécurité note dans son article que l'erreur humaine est « la principale cause des expositions potentielles des travailleurs de laboratoire aux agents pathogènes ». Analysant les données du Federal Select Agent Program (FSAP), qui permet à plusieurs agences sanitaires américaines de superviser l'utilisation et le transfert d'agents biologiques dangereux, il relève que ce dispositif gouvernemental a recensé 749 rapports d'incident entre 2009 et 2015. Il peut s'agir de piqûres d'aiguille ou de déversements d'agents pathogènes, de morsures d'animaux infectés, de non-respect de procédure de sécurité, d'incompétence ou de matériel défectueux. L'article donne ensuite une idée de la probabilité que la libération d'un seul virus de type grippe aviaire hautement pathogène transmissible dans l'air provoque une pandémie : 5 à 15 % selon une simulation publiée en 2013 dans la revue *BMC Medicine*, et 20 % selon l'épidémiologiste d'Harvard Marc Lipsitch, avec une approche purement mathématique.

Bref, les fuites, ça arrive, et Sars-CoV, le virus du Sras, s'est d'ailleurs échappé à au moins quatre reprises de laboratoires où on l'étudiait. Des accidents documentés, survenus à Singapour et à Taïwan en 2003, puis deux fois l'année suivante à Pékin engendrant des infections et un mort. Cela n'a heureusement pas déclenché de départ d'épidémie car la chaîne de transmission a pu être prestement rompue avec un virus plus facile à contrôler que son successeur. Mais une pandémie a déjà eu pour origine un laboratoire, celle de la grippe H1N1 de 1977, dont le virus a d'abord été détecté en mai en Chine, puis déclaré en novembre à l'OMS par l'Union Soviétique. Dès 1978, des chercheurs ont découvert que ce virus était génétiquement similaire à celui d'une grippe H1N1 qui avait cessé de circuler depuis les années 1950. Mais il a fallu attendre la fin des années 2000 pour que la communauté scientifique admette que ce virus avait été conservé dans un congélateur de laboratoire ayant stoppé son processus de mutation, avant de réapparaître. Peut-être dans le cadre d'un essai de vaccin, ou par une fuite accidentelle. Le débat n'est pas encore tranché, mais il semble acquis que cette épidémie de grippe a bien résulté d'une erreur de manipulation d'un virus au profil d'Hibernatus.

Maureen Miller est l'épidémiologiste à l'origine de la très intéressante étude sur les populations du Yunnan à laquelle faisait allusion Étienne Decroly dans notre précédent chapitre. Un travail réalisé avec Peter Daszak et Zhengli Shi qu'elle a su convaincre de l'intérêt d'effectuer des tests d'anticorps de virus de type Sars dans des communautés humaines vivant à proximité des chauves-souris, dont une partie significative s'est révélée positive, attestant d'une contamination possible sans que cela ne provoque d'épidémie. Alors que je discute avec cette scientifique new-yorkaise sur la possibilité d'une fuite de virus à Wuhan, elle me répond tout de go : « Les théories du complot empêchent les gens de regarder le plus probable et limitent la recherche dans d'autres directions. » Sa réflexion m'interpelle. J'ai maintenant l'habitude que l'on qualifie ainsi l'hypothèse de l'accident de laboratoire, mais y voir aussi un frein à la recherche est étonnant, sachant que cette hypothèse a été très largement écartée par la communauté scientifique. Elle ne doit guère empêcher les chercheurs d'explorer chaque piste zoonotique, et il me semble que c'est plutôt en assimilant l'idée d'une fuite à du complotisme qu'on limite la recherche, car on exclut alors d'office une possibilité que suggère pourtant le lieu d'émergence du Covid-19. Elle vient en tous les cas immédiatement à l'esprit de Jean-Michel Claverie, codécouvreur en 2003 du premier virus géant, dont je sollicite également l'avis. « Si une épidémie de rage survenait à Paris dans le quartier de l'Institut Pasteur, qu'en penserait-on ?, interroge l'illustre virologue. Or l'institut de Wuhan est responsable d'un tiers des publications sur les coronavirus et spécialisé dans ceux des chauves-souris qui pourraient être dangereux, comme le mentionnait son financement américain par les NIH. Quand on récupère comme eux des agents pathogènes dans la nature, il est très possible qu'un technicien s'infecte de manière accidentelle, aussi bien en le collectant sur le terrain que sur une paillasse de laboratoire, ce qui arrive souvent. Et comme beaucoup de personnes infectées par Sars-CoV-2 sont asymptomatiques, il aurait pu le transmettre autour de lui sans que l'on s'en rende compte. »

Il est en fait tout sauf logique de considérer comme purement complotiste cette possibilité alors que l'épidémie a démarré à Wuhan, estime également Rodolphe de Maistre, un ingénieur directeur de projet qui a l'expérience des risques industriels et connaît bien la Chine où il a étudié et travaillé pendant six ans. Logiquement, de Maistre a commencé à regarder les recherches qui se menaient dans la capitale du Hubei. «Je me suis aperçu qu'il n'y avait pas un mais six laboratoires de haute sécurité de niveau 3, dont au moins trois étudient les coronavirus, à la vue de leurs publications, me rapporte-t-il. En ajoutant à cela un P4 et le P2 du CDC situé près du marché, on peut se questionner sur l'origine de cette épidémie.» En quête d'informations sur Internet, Rodolphe entre en contact au printemps 2020 avec Gilles Demaneuf, ingénieur centralien comme lui curieux de savoir ce qui a pu se passer, et habitué à manier les mathématiques pour mesurer le risque car il travaille dans la finance. «J'étais horripilé d'entendre les premiers scientifiques qui se sont prononcés sur l'origine argumenter que si le virus pouvait être d'origine naturelle, il l'était forcément: un raisonnement tout sauf scientifique, me confie ce dernier. Des gens comme Peter Daszak et Kristian Andersen semblaient n'avoir aucune notion des lois de la probabilité. Ils soutenaient qu'une telle épidémie avait beaucoup plus de chance de résulter d'un événement zoonotique, comme le Sras quinze ans plus tôt, que d'un accident de laboratoire. Évidemment, c'est sans doute correct pour la Chine en général, mais ils n'incluaient pas Wuhan dans l'équation, alors qu'il est exceptionnel qu'une épidémie de coronavirus démarre dans une ville où on les étudie autant.»

Voulant en avoir le cœur net, les deux hommes se lancent dans une étude statistique qui inclut ce paramètre incontournable en utilisant la méthode bayésienne qui permet de calculer la probabilité d'un événement en fonction de l'information disponible. Ils s'appuient notamment sur les travaux de Lynn Klotz et de Marc Lipsitch, et en arrivent à estimer que la probabilité d'une épidémie suite à la fuite de laboratoire d'un virus collecté dans la nature, comparée à celle d'un événement purement zoonotique, n'est pas négligeable dans une large gamme de scénarios probabilistes. Par exemple, un scénario de référence part du fait que si une épidémie survient en Chine tous les dix ans, la chance qu'elle démarre à Wuhan, une ville dont la population est 100 fois moindre, sera ramenée à une fréquence probable d'une fois tous les mille ans. Ensuite, la documentation et les études publiées permettent d'établir une fréquence de 0,2 à 0,6 % par an pour une fuite de laboratoire. De Maistre et Demaneuf l'estiment à 0,2 % pour Wuhan en intégrant dans leur calcul seulement trois P3, le P4 et les P2 n'étant pas comptabilisés dans une logique de prudence conduisant plutôt à minorer le risque. Mais en associant ce risque à une possibilité de 20 % que cela tourne à la pandémie, ils obtiennent une fréquence probable d'un événement tous les 833 ans. Ce qui les conduit à une probabilité relative de 55 % pour le laboratoire et de 45 % pour la zoonose. Même dans leur scénario le plus prudent, ils arrivent à un résultat de 6 % pour l'hypothèse du laboratoire, effectivement non négligeable.

L'une des qualités de l'étude des deux ingénieurs est l'utilisation de publications chinoises et de déclarations d'autorités locales, comme celle de Yang Zhanqiu, directeur adjoint du département de biologie des pathogènes de l'université de Wuhan, au journal *Global Time*, quasi organe officiel du Gouvernement. « Les laboratoires en Chine n'ont pas accordé une attention suffisante à l'élimination biologique » déplore, le 16 février 2020, le scientifique qui indique que « certains chercheurs rejettent des matériaux de laboratoire dans les égouts après des expériences sans mécanisme d'élimination biologique spécifique ». Rappelant que « les déchets de laboratoire peuvent contenir des virus, des bactéries ou des microbes artificiels ayant un impact potentiellement mortel sur les êtres humains, les animaux ou les plantes », *Global Time* annonce alors que « le ministère de la Science et de la Technologie a publié de nouvelles règles [...] qui pourraient résoudre les problèmes de gestion insuffisants chroniques », et que « le personnel médical et les experts demandent depuis longtemps une meilleure réglementation et une meilleure supervision des instituts de recherche biologique en Chine, mais avec des résultats mitigés ».

« Antidote à l'absurdité de la déclaration du *Lancet*, l'étude de Demaneuf et de Maistre est un travail très solide qui mériterait d'être publié dans une revue scientifique comme *Nature* ou *Science* », considère Milton Leitenberg, chercheur associé au Center for International and Security Studies de l'université du Maryland. Après avoir échangé avec Gilles Demaneuf et fait lire son article à des collègues spécialistes des questions de biosécurité, il l'a incité à le publier. Ne sachant trop à quelle revue s'adresser étant donné la nature assez hybride de leur sujet d'étude, les deux Français se sont contentés d'une prépublication postée le 26 septembre 2020 sur Zenodo, la plateforme de répertoire des travaux de recherche créée et hébergée par le Cern. Mais cette étude s'intègre surtout dans la production affiliée à un collectif international de chercheurs particulièrement actif: Drastic, dont le porte-parole m'a en fait permis d'entrer en contact avec Gilles Demaneuf et Rodolphe de Maistre, les deux membres français du groupe.

Un professeur émérite de neurosciences travaillant encore régulièrement en Chine, et s'intéressant comme eux à l'origine de Sars-CoV-2, avait en effet invité les deux ingénieurs à le rejoindre dans ce groupe informel présent sur Twitter. Drastic, pour Decentralised Radical Autonomous Search Team Investigating Covid-19, est comme une cellule virtuelle de recherche sur les origines du virus, dénommée ainsi par Billy Bostickson, qui a aussi le rôle de porte-parole. Drastic rassemble une vingtaine de chercheurs, avec des scientifiques professionnels et des amateurs assez éclairés. Certains sont anonymes et apparaissent sous pseudo, d'autres s'affichent sous leur véritable nom, mais tous sont présents sur Twitter où ils postent de l'information et peuvent échanger entre eux via un groupe privé. On y trouve notamment Dan Sirotkin qui fait office de précurseur car il fut le premier à se manifester sur la Toile dès le mois de janvier 2020, ou Rossana Segreto, la biologiste de l'université d'Innsbruck qui repéra que le virus RaTG13 était déjà apparu dans une publication de Zhengli Shi mais sous un autre nom.

Derrière ses allures militantes de collectif d'activistes de la Toile, Drastic a fait avancer la recherche sur les origines de Sars-CoV-2 en dévoilant des éléments essentiels et en posant des questions qui dérangent. Par exemple : « Considérer une origine de manipulation génétique pour le Sars-CoV-2 est-il une théorie du complot qui doit être censurée ? » C'est le titre d'un article d'avril 2020 de Rossana Segreto et Yuri Deigin, un Russe entrepreneur en biotechnologie au Canada, qui démontre que le postulat adopté depuis les affirmations d'Andersen ne tient pas car « des analyses génomiques comparatives ont montré que le Sars-CoV-2 est susceptible d'être chimérique, la plupart de sa séquence étant très proche du CoV détecté chez une chauve-souris, alors que son domaine de liaison au récepteur est presque identique à celui du CoV obtenu à partir de pangolins ». Les deux membres de Drastic rappellent que « les virus chimériques peuvent être le produit d'une recombinaison naturelle ou d'une manipulation génétique », et que « les chercheurs ont la responsabilité de mener une analyse approfondie, au-delà de tout intérêt personnel de recherche, de toutes les causes possibles de l'émergence du Sars-CoV-2 pour empêcher que cela ne se produise à l'avenir ». Du b.a.-ba scientifique, mais l'article mettra plus de six mois à trouver une revue qui l'accepte dans une version plus détaillée, agrémentée d'un rappel des différents types de fuites de laboratoire ayant déjà pu survenir. Avec aussi un titre moins provocateur : « La structure génétique du Sars-CoV-2 n'exclut pas une origine de laboratoire », publié en novembre 2020 dans *BioEssays*.

Une autre publication émanant du groupe Drastic a eu un impact plus fort. Paru en octobre 2020 dans *Frontiers in Public Health*, cet article écrit par un couple de biologistes indiens, Monali Rahalkar et Raul Bahulikar, est consacré à ces hommes qui ont contracté en 2012 une pneumonie sévère après avoir passé des jours à cureter les galeries pleines de guano de chauves-souris d'une mine désaffectée du canton de Mojiang, dans la province du Yunnan. Une histoire qui pourrait « fournir des indices importants sur l'origine du Sars-CoV-2 », annonce le titre. Rappelez-vous, il s'agit de cette mine dans laquelle a été trouvé RaTG13, le virus le plus proche génétiquement de Sars-CoV-2 dont une partie du génome avait été publié en 2016 sous le nom de BtCoV4991. Le cas des mineurs tombés mystérieusement malades, et tous hospitalisés, avait déjà été relaté en 2014 dans la revue *Science* pour évoquer la découverte d'un nouveau paramyxovirus, un virus d'une autre famille que les coronavirus retrouvés sur des rats vivant dans la mine. Trois des mineurs étant décédés à l'hôpital, le journal s'interrogeait sur la possible découverte d'un nouveau virus tueur, mais aucune relation n'avait pu être établie avec le mal qui frappa ces hommes. La mine était en revanche devenue un terrain de collecte, notamment pour l'équipe de Zhengli Shi qui y chercha et y trouva des virus de chauves-souris.

En mai 2020, après avoir appris que RaTG13 était en fait BtCoV4991, qui provenait de cette mine où des hommes avaient contracté une pneumonie atypique, Monali Rahalkar et Raul Bahulikar prépublient un article sur cette identité et cette provenance tue par Zhengli Shi. De quoi chercher à en savoir plus sur ces virus. Un membre anonyme de Drastic, dont le compte Twitter est The Seeker, fait alors parvenir à Monali Rahalkar une trouvaille qu'il a diffusée ce printemps sur le réseau social : un mémoire de master de médecine, dégoté sur le site officiel des mémoires universitaires chinois et consacré aux cas cliniques des mineurs. Son auteur, un étudiant nommé Li Xu, donne le détail de leurs symptômes, similaires à ceux des cas graves du Covid-19 : une atteinte bilatérale des poumons avec des opacités en verre dépoli (nodules dont l'apparence évoque ce type de verre), des complications vasculaires, comme la thrombose, et des infections secondaires. Le mémoire indique que les deux patients les plus lourdement atteints étaient suivis à distance par le docteur Zhong Nanshan, le grand spécialiste chinois des maladies respiratoires et des coronavirus, conseiller national pour l'épidémie de Sras comme pour celle de Covid-19. Son diagnostic était « une pneumonie interstitielle (principalement d'origine virale), avec possibilité d'infection secondaire », comme le précise l'article de *Frontiers in Public Health* du couple indien, qui s'est inscrit sur

Twitter pour rejoindre The Seeker dans le collectif Drastic. Le duo de scientifiques s'appuie principalement sur les données recueillies dans le mémoire de Li Xu. Il leur a permis d'apprendre que Zhong Nanshan a demandé des tests sur écouvillon et des tests d'anticorps contre le Sras à effectuer au WIV, l'Institut de virologie de Wuhan, et que ce mémoire « a conclu que les cas de pneumonie étaient dus à une pneumonie virale, principalement de coronavirus de type Sars provenant de chauves-souris de type fer à cheval ». Comme RaTG13.

Dans son interview accordée à *Scientific American,* après que le mémoire de Li Xu a commencé à circuler, Zhengli Shi assure que la pneumonie des mineurs de Mojiang était due à une infection fongique. Mais les deux biologistes indiens répliquent que « le Dr Nanshan a prédit que la maladie des mineurs était une pneumonie virale interstitielle primaire (probabilité élevée) avec aspergillose invasive [nda : une infection fongique] en tant qu'infection secondaire (une condition couramment observée dans le Covid-19) ». De même, ils remarquent que les complications vasculaires comme la thrombose sont courantes dans le Covid-19 mais pas dans les maladies fongiques, et qu'un déclin des lymphocytes semble bien indiquer une pneumonie virale primaire. Ils notent aussi que « les traitements administrés aux mineurs étaient des antiviraux, des stéroïdes, une ventilation mécanique, des antibiotiques (pour traiter les infections bactériennes secondaires) et des antifongiques (pour traiter les infections fongiques secondaires) », ajoutant que « des traitements très similaires sont donnés pour le Covid-19 ». Une autre source que Li Xu conforte enfin leur propos, une thèse de doctorat cette fois, encore dénichée par The Seeker. Soutenue en 2016 et menée sous la direction de George Gao, elle traite également dans un chapitre du cas des mineurs et mentionne que quatre d'entre eux présentaient des anticorps neutralisants contre les coronavirus de type Sars.

Bien qu'il soit impossible de dire que RaTG13, et encore moins Sars-CoV-2, soit responsable de la mini-épidémie de pneumonie du Mojiang, « il y a de fortes chances qu'il puisse s'agir d'un virus assez similaire en composition génétique aux deux », concluent Monali Rahalkar et son époux dans leur article. Selon eux, « la coïncidence entre la maladie de 2012 chez les mineurs du Mojiang, les échantillonnages ultérieurs et la recherche du parent de Sars-CoV-2 le plus proche dans cette seule mine justifient une enquête plus approfondie. Les données et l'historique complet de cet incident seraient inestimables dans le contexte de la pandémie actuelle ».

Quelques semaines après la parution de l'article, alors que l'histoire de la mine trouve de plus en plus d'échos et que les questionnements s'accumulent sur l'origine du virus le plus proche de Sars-CoV-2, l'équipe du WIV et Zhengli Shi apportent enfin quelques réponses sur sa provenance et le contexte de sa collecte dans la revue *Nature*. Dans un addendum à leur article qui révéla l'existence de RaTG13, ils écrivent, huit mois plus tard, avoir à l'époque suspecté une infection virale des mineurs, mais n'avoir détecté, dans les treize échantillons sanguins de quatre d'entre eux envoyés en 2012 par l'hôpital de Kunming où ils étaient soignés, aucune trace des trois virus qu'ils ont recherché : Nipah, Ebola et un Sars-CoV de chauves-souris. Un nouveau test, réalisé en 2020, n'aurait pas non plus révélé de trace de Sars-CoV-2. Reste le diagnostic de Zhong Nashan présenté dans le mémoire de master non évoqué par l'addendum, tout comme ces anticorps mentionnés dans le mémoire de doctorat qui n'excluent pas la possibilité d'une infection par un autre coronavirus. D'ailleurs, plusieurs équipes de scientifiques sont ensuite allées dans la mine à la recherche de virus, et celle du WIV annonce dans *Nature* y avoir échantillonné des chauves-souris entre 2012 et 2015, et collecté « 293 coronavirus très divers, dont 284 ont été classés comme alphacoronavirus et 9 comme betacoronavirus ». Ces derniers, s'avérant tous de type Sars, auraient été séquencés partiellement et l'un d'eux, provenant de l'échantillon 4991, a été décrit dans une publication en 2016 avant d'être renommé en 2020... RaTG13 « pour refléter l'espèce de chauve-souris, l'emplacement et l'année d'échantillonnage », précise le WIV. Voilà donc l'information de cet addendum, non pas l'explication du nouveau nom de BtCoV4991, mais que le WIV détient huit betacoronavirus trouvés au même endroit que RaTG13, au moins partiellement séquencés. « J'aimerais bien obtenir les séquences complètes, car cela peut être un groupe de virus très intéressant à comparer avec RaTG13 et les autres virus proches de Sars-CoV-2, note Étienne Decroly. Qui sait s'il n'y en a pas un avec un RBD très proche du pangolin. Le problème est qu'on n'a pas accès aux données expérimentales importantes pour la recherche des origines de l'épidémie. » Comme à cette mine dont l'équipe de Drastic a dû déterrer l'histoire puis la publier dans une revue scientifique pour qu'elle sorte du registre de la lubie complotiste, et attire désormais des journalistes, tels ceux de la BBC, en quête de la vérité sur Sars-CoV-2.

Le Covid-19 a bien sûr suscité des délires complotistes qui se sont répandus sur Internet comme nombre de *fake news*. De l'épidémie provoquée par la soupe de chauve-souris très prisée par les habitants de Wuhan à la 5G favorisant sa propagation, en passant par le vol d'une souche virale par des Chinois dans un laboratoire canadien, jusqu'à des affirmations selon lesquelles le virus n'existerait pas et que les images d'hôpitaux remplis de malades seraient fausses comme les cercueils de prétendues victimes... Une foule de contrevérités a circulé. L'Institut Pasteur a ainsi été accusé d'avoir créé le coronavirus et même de l'avoir relâché volontairement à Wuhan, à moins que ce ne soit, comme l'affirmaient certains, un coup de la CIA ou de l'industrie pharmaceutique dans le cadre d'un projet secret de dépopulation ! Dès le mois de février 2020, le directeur de l'OMS parlait d'une véritable « infodémie ». Le problème est que la possibilité qu'un virus se soit échappé accidentellement d'un laboratoire ait été assimilée à ces rumeurs grotesques. Et ce qui était du domaine du possible, l'accident, a été totalement décrédibilisé, donc écarté sous ce prétexte, avec le supposé aval de l'ensemble de la communauté scientifique, comme l'illustre le titre d'un article paru dans le *Guardian* en juin 2020, signé Peter Daszak : « Ignorez les théories du complot : les scientifiques savent que le Covid-19 n'a pas été créé en laboratoire ».

Daszak nous ramène à cette tribune du *Lancet* qui discréditait une hypothèse sans se donner la peine de la réfuter autrement que par un argument d'autorité et imposait une ligne à suivre. « Je n'avais jamais rien vu de similaire à cette déclaration, me confie Étienne Decroly. Tout y est dit : on explique sans argumentation scientifique comment penser l'histoire d'un virus en décrétant que tous ceux qui émettent des hypothèses alternatives à la zoonose sont des complotistes. C'est juste l'inverse de la démarche scientifique ! » Si une telle injonction paraît inédite, elle s'inscrit néanmoins dans l'air du temps, comme me le rappelle le philosophe des sciences Philippe Huneman : « Depuis quelques années, l'accusation de complotisme est devenue un lieu commun qui oriente le débat public d'une façon hyper paralysante. Cela joue beaucoup sur ce que l'on va se permettre de dire car l'on ne veut pas passer pour un complotiste ou laisser penser que l'on encourage ce genre de théorie, alors que c'est un concept vide de sens. » Le monde de la recherche n'est évidemment pas hermétique à cette logique et il a semblé accepter sans broncher l'injonction posée par la tribune du *Lancet*. « La plupart des scientifiques étaient même contents que cet article sorte, constate la biologiste moléculaire Alice Lebreton. Sur le moment, cette tribune arrangeait tout le monde, en mettant en avant l'idée qu'il fallait arrêter cette exploitation de la faune sauvage qui apparaissait comme responsable de l'apparition du virus. Un échappement d'un laboratoire de virologie, notre pire cauchemar, c'est beaucoup moins plaisant à entendre que la nécessité de préserver la nature. C'était d'ailleurs aussi valable pour la presse et les politiques, sauf pour ceux qui voulaient s'en prendre à la Chine. » Comme Donald Trump, qui n'a pas vraiment aidé à déverrouiller le débat scientifique, loin s'en faut. Donnant du grain à moudre à la rhétorique anti-complotiste, il a toutefois contribué, à sa manière, à mettre en lumière le fait que l'origine de Sars-CoV-2 est aussi une affaire d'États.

4. Une affaire d'États

Le 3 avril 2020, la presse française a pris le parti du *Lancet* et de *Conspiracy Watch*, cet observatoire dont la présumée expertise donne le la pour déterminer qui doit être placé dans la case des «complotistes». Son directeur, Rudy Reichstadt, a ainsi classé chez ces indésirables, sondage à l'appui, un bon quart de la population de l'Hexagone ignorante d'une prétendue vérité scientifique ayant définitivement écarté l'hypothèse du laboratoire comme origine pour Sars-CoV-2. Un message relayé par *Le Monde* via ses journalistes autopromus «décodeurs». Mais une voix dissonante s'exprime sur le web: Deep-News.media, un petit site d'information porté sur la géopolitique et créé par un journaliste non professionnel, Maxime Chaix. Il déclare qu'«une fuite accidentelle du coronavirus depuis un labo de Wuhan n'est pas à exclure». Ce site indépendant a déjà sorti deux semaines plus tôt un article s'interrogeant sur les risques des expériences de gains de fonction menées sur des virus rendus ainsi plus dangereux, et toujours susceptibles de s'échapper. Son nouveau papier fait suite à une chronique publiée la veille dans le *Washington Post* par David Ignatius, journaliste et auteur de romans d'espionnage, connu comme un homme bien informé. Ce dernier y évoque des tensions entre la Chine et les États-Unis autour de l'origine du coronavirus qu'un appel téléphonique entre les présidents Donald Trump et Xi Jinping, le 27 mars, aurait permis d'apaiser. Il écrit aussi que Richard Ebright, microbiologiste et expert en biosécurité, lui a dit qu'une première infection survenue lors d'un accident de laboratoire était une hypothèse plausible. Un avis partagé par un membre d'un service secret européen qui a confié à *Deep-News* que cette piste est étudiée, du côté du laboratoire P2 du CDC de Wuhan, celui situé tout près du marché de fruits de mer dont parlait dans son article Botao Xiao. Mais c'est un P4, un laboratoire classé au plus haut niveau de sécurité car susceptible de contenir des pathogènes particulièrement véloces, qui va bientôt faire parler de lui.

Le 14 avril, un nouvel article du *Washington Post* révèle qu'une délégation menée par le consul américain de Wuhan a visité à plusieurs reprises durant l'hiver 2018 le WIV, l'Institut de virologie où venait d'entrer en fonctionnement le premier P4 construit en Chine. Deux câbles diplomatiques avaient alors été envoyés à Washington, alertant sur le fait que «le nouveau laboratoire manquait sérieusement de techniciens et de chargés de recherche dûment formés pour [le] faire fonctionner en toute sécurité». Il y était également indiqué que «différents coronavirus de type Sars peuvent interagir avec Ace2» sur des cellules humaines, une information importante «pour la prévision et la prévention des futures épidémies». Le *Washington Post* signale que les diplomates ont demandé à l'administration américaine d'assister davantage le WIV, déjà soutenu financièrement, arguant que «les recherches menées sur les coronavirus de chauve-souris sont importantes, mais dangereuses». Donald Trump semble y répondre en annonçant dès le 14 avril que les États-Unis vont suspendre leur contribution à l'OMS, perçue comme contrôlée par la Chine.

Le 15 avril, le président américain est interrogé par un journaliste de Fox News qui évoque les soupçons sur une fuite de laboratoire dont l'administration américaine se fait de plus en plus l'écho: «Nous sommes en train de mener une enquête très complète sur cette chose horrible qui est arrivée», réplique l'hôte de la Maison-Blanche. Le lendemain, son secrétaire d'État Mike Pompeo, chef de la diplomatie, confirme la tenue d'une «enquête exhaustive», alors qu'Emmanuel Macron déclare dans une interview au *Financial Times*: «Il y a manifestement des choses qui se sont passées qu'on ne sait pas.» Ce 16 avril, Deep-News.media pose le premier en France un diagnostic de la situation, avec une enquête intitulée:

«Autour des recherches de Shi Zhengli: une affaire d'États». Au pluriel, car cela concerne trois pays: la Chine où se sont déroulées les études sur les coronavirus; les États-Unis qui les ont soutenues par des subventions gouvernementales et des partenariats avec des universités; et la France, qui a conçu le laboratoire P4 où auraient pu être menées des expériences de gains de fonction pour lesquelles les Américains avaient décrété un moratoire suspendant tout financement en 2014 en raison de leurs risques, moratoire levé fin 2017 par l'administration Trump.

Sans nouvelle donnée scientifique, si ce n'est le contenu de ces câbles diplomatiques vieux de deux ans, l'hypothèse d'une fuite de laboratoire devient incontournable. À compter du 17 avril, la presse française multiplie articles et enquêtes. Est généralement maintenu le postulat que «tous les indices convergent vers une origine naturelle du nouveau coronavirus[1]» car «rien n'accrédite la thèse d'un virus fabriqué[2]», mais les journalistes se demandent si un virus collecté par Zhengli Shi et son équipe aurait pu s'échapper. Tous les regards se tournent vers le laboratoire P4, fruit de la coopération franco-chinoise. Projet lancé en 2004 à la suite de l'épidémie de Sras, ce partenariat biotechnologique de pointe avait pour but de créer en Chine une sentinelle destinée à nous prémunir des épidémies en traquant en amont les virus les plus menaçants. Il suscita de rudes oppositions entre des scientifiques convaincus que la Chine serait le lieu d'émergence d'une prochaine pandémie, donc de la nécessité de la pourvoir d'un tel laboratoire, et des responsables de la Défense et du Renseignement redoutant que le P4 serve à un programme d'armes biologiques. À force de freiner des quatre fers la collaboration, ces derniers auraient contribué à plomber le lent

1. HECKETSWEILER C., «Coronavirus: le Sars-CoV-2 est-il sorti d'un laboratoire?», *Le Monde*, 17 avril 2020.
2. DEFRANOUX L., COQUAZ V. et GOUTHIÈRE F., «Rumeurs et polémiques enflent autour de l'origine du virus», *Libération*, 17 avril 2020.

développement du projet et à finalement laisser les Chinois libres de faire ce qu'ils voulaient dudit P4, sans associer les Français à leurs recherches. On lit aussi que les Chinois ne voulaient de toute façon que prendre notre technologie pour l'exploiter à leur guise. Quoi qu'il en soit, Wuhan dispose de ce laboratoire décrit comme celui « de tous les dangers[3] » lors de cet épisode médiatique printanier mis en mouvement par Donald Trump. Des articles relèvent tout de même que le P4 n'est pas le type de laboratoire où l'on étudie habituellement ces pathogènes qui ne figurent pas parmi les plus dangereux, contrairement à Ebola ou à la variole, mais ils omettent d'indiquer que la ville chinoise compte plusieurs P3 où l'on travaille assidûment sur les coronavirus.

Le questionnement médiatique a été soudain, mais la suspicion d'un accident de laboratoire s'évapore assez vite, comme les demandes d'explications à la Chine faites par Emmanuel Macron. J'ai sollicité l'Élysée pour savoir ce qui a pu être entrepris depuis ce printemps 2020 pour découvrir ces choses s'étant manifestement passées, que le président avait évoquées, sans obtenir de réponse.

Aux États-Unis, le président Trump s'active davantage. Le 24 avril, les NIH, instituts gouvernementaux en charge du financement des recherches biomédicales, informent EcoHealth Alliance que la subvention pour ses recherches sur les coronavirus de chauves-souris en Chine, renouvelée l'année précédente pour un montant de 3,7 millions de dollars, est supprimée. Une partie de cet argent était destinée à l'Institut de virologie de Wuhan et Donald Trump a souhaité y mettre fin. Le 30 avril, celui-ci annonce disposer d'éléments lui permettant d'affirmer que le WIV est la source de l'épidémie, refusant toutefois de les livrer, et se voit immédiatement contredit par un Mike Pompeo avouant que l'administration américaine ne sait « pas précisément où cela a commencé ». Mais le

3. O'Mahony O., « Wuhan : le laboratoire de tous les dangers », *Paris Match*, 2 mai 2020.

secrétaire d'État prétend à son tour le 3 mai qu'existent « des preuves immenses » liant l'origine du virus au laboratoire de Wuhan, sans en livrer davantage et en se faisant lui aussi contredire quatre jours plus tard par un communiqué de la direction du renseignement américain, qui déclare être encore au stade d'essayer de « déterminer si l'épidémie a éclaté par contact avec des animaux infectés, ou si elle résulte d'un accident dans un laboratoire de Wuhan ». Beaucoup de bruit pour pas grand-chose, et tout ce que sera finalement en mesure d'annoncer Donald Trump, c'est l'exécution de sa menace de couper les vivres à l'OMS, en actant le 29 mai sa décision de rompre avec l'organisation internationale. Depuis la roseraie de la Maison-Blanche, il accuse l'OMS d'être « une marionnette de la Chine » malgré le fait que cette dernière « ne verse que 40 millions de dollars par an, alors que les États-Unis paient 450 millions ».

« Il nous doit des excuses », considère Zhengli Shi dans une interview publiée par la revue *Science* le 31 juillet. Elle parle bien sûr du président des États-Unis et de « son affirmation selon laquelle Sars-CoV-2 a fuité de notre institut en totale contradiction avec les faits. Cela met en péril et affecte notre travail universitaire et notre vie personnelle ». Zhengli Shi ne comprend pas « la fin du soutien financier des NIH pour notre projet collaboratif » qu'elle qualifie d'« absolument absurde », car l'objectif était d'« explorer conjointement les alertes précoces et les prévisions de maladies infectieuses, ce qui aidera à la conception de vaccins et au développement de médicaments pour nous protéger des menaces de coronavirus ». Donald Trump ne s'excusera évidemment pas, mais ses déclarations à l'emporte-pièce ont surtout donné du grain à moudre à ceux qui assimilent l'hypothèse du laboratoire à une théorie du complot, à cause de la personnalité pour le moins clivante du président américain d'alors et de la détestation qu'il inspire dans les cercles tant médiatiques que scientifiques. La piste du pangolin apparaît nettement plus convaincante, plus en phase avec les attentes dominantes, comme l'est d'ailleurs également Zhengli Shi, cette brillante chercheuse, parfaitement intégrée dans la communauté scientifique internationale et qui publie dans les journaux les plus réputés. «Je la connais bien et c'est une scientifique remarquable, confie ainsi Christian Bréchot, le président du Global Virus Network. Certes, je ne sais pas ce qui a pu se passer, mais je peux témoigner de la qualité des personnes qui travaillent au WIV en respectant des mesures de sécurité importantes, contrairement à ce qui a été dit.» Dans son interview à *Science*, la scientifique chinoise a certifié que la possibilité qu'une personne associée à son institut ait été infectée lors d'une collecte, d'échantillonnage ou de manipulation sur des chauves-souris, «n'existait pas». Tout le personnel et les étudiants de son laboratoire auraient été récemment testés et «personne n'est infecté par un Sars-CoV de chauve-souris ou Sars-CoV-2», assure-t-elle. Quant aux autres laboratoires de Wuhan, elle se montre à leur sujet tout aussi affirmative en excluant l'idée d'une fuite accidentelle: «Sur la base d'échanges et de discussions académiques quotidiens, je peux écarter une telle possibilité.»

Les déclarations de Donald Trump et de son secrétaire d'État, relevant visiblement plus du bluff et de l'effet d'annonce sans lendemain, n'ont guère de suites diplomatiques. Pas plus que la France, aucun pays ne s'engage pour demander des comptes à la Chine sur ce qui aurait pu se passer dans ses laboratoires. Lors de l'Assemblée générale de l'OMS qui se tient les 18 et 19 mai par téléconférence, le président des États-Unis vient certes réitérer ses menaces de quitter l'organisation, qui seront bientôt mises à exécution, mais la résolution adoptée à l'unanimité prévoit uniquement une évaluation de la façon dont l'OMS et les gouvernements ont réagi à l'épidémie.

Seule l'Australie s'était auparavant prononcée pour une enquête indépendante sur l'origine du virus qui aurait pu conduire à l'interdiction de la vente des animaux sauvages. L'initiative a été prise le 19 avril, peu après la série de déclarations américaines contradictoires sur le laboratoire de Wuhan. Marise Payne, la ministre australienne des Affaires étrangères, se contente quant à elle de demander un rapport indépendant jugé nécessaire pour connaître des détails « sur l'origine du virus, sur la manière d'y faire face et sur la transparence avec laquelle les informations ont été partagées ». Par ailleurs, des critiques sont émises sur l'indépendance de l'OMS par rapport à la Chine, ainsi que sur le comportement de cette dernière, qui n'aurait pas réagi efficacement au début de l'épidémie en minimisant ses conséquences. Inacceptable pour Pékin. « La population chinoise est frustrée, consternée et déçue par ce que fait actuellement l'Australie », prévient son ambassadeur à Canberra le 27 avril en proférant des menaces de boycott, alors que son pays achète un tiers des exportations australiennes. Le diplomate laisse de plus entendre que touristes et étudiants chinois, autre ressource importante pour l'Australie, « pourraient se demander pourquoi aller dans un pays aussi peu amical avec la Chine ». « Nous rejetons toute suggestion selon laquelle la contrainte économique est une réponse appropriée à un appel à une telle évaluation alors que nous avons besoin d'une coopération mondiale », rétorque Marise Payne, espérant « que tous les membres de l'OMS coopéreront à cet effort ». Se démarquant de la position américaine, l'Australie parvient à réunir 62 pays avec l'Union Européenne pour réclamer une enquête indépendante sur l'épidémie. Aussitôt, les douanes chinoises suspendent les importations de quatre producteurs qui fournissaient 35 % des exportations de bœuf australien en Chine. L'Union Européenne portera finalement seule une motion très consensuelle adoptée par tous les membres de l'OMS, des États-Unis, encore présents, à la Chine qui a obtenu que l'évaluation, et non une enquête indépendante, démarre « au plus tôt », sans que soit fixée une échéance.

La Chine a apparemment réussi à imposer à tous les États rassemblés à l'OMS un traitement de la crise du Covid à sa manière. Le 14 février 2020, le président Xi Jinping, avant tout secrétaire général du Parti communiste chinois (PCC), en a fait un enjeu fondamental en déclarant que la lutte contre l'épidémie constitue « un test majeur pour le système et la capacité de gouvernance de la Chine ». Cela signifie une surveillance accrue de la production scientifique en lien avec le Covid-19, qui se manifeste notamment le 24 février par un avis de l'Institut de contrôle des maladie virales du CDC à ses effectifs. « Afin de respecter pleinement l'esprit des instructions du secrétaire général Xi Jinping, rappelle-t-il, nous renforcerons et uniformiserons davantage la gestion des résultats de la recherche. » Un mémo du CDC à toutes ses agences envoyé le lendemain détaille les directives en appelant à distinguer les priorités, c'est-à-dire à « concentrer nos principales énergies sur la maîtrise de l'épidémie », par exemple en rédigeant « des articles sur la terre de la mère patrie » plutôt que de se concentrer sur des publications. Le 3 mars, un avis du groupe de travail sur la recherche scientifique du Conseil d'État généralise les règles qui doivent désormais s'appliquer. Les publications concernant le Covid-19 devront lui être remises « pour un déploiement coordonné » après approbation, en lien avec « les équipes de propagande » pour une utilisation optimale des différents moyens de communication. Cela s'applique à « toutes les universités, instituts de recherche, établissements médicaux et entreprises ». Ceux qui ne respecteraient pas cette procédure et diffuseraient donc « de fausses informations non confirmées sur la recherche scientifique, causant ainsi de graves impacts sociaux négatifs » en seront « tenus pour responsables ». Chacun devra mettre consciencieusement en œuvre les instructions du secrétaire général pour une communication active et coordonnée, comme « dans une partie d'échecs », précise cet avis non public émanant du Conseil d'État chinois.

« Dès la fin du mois de janvier, l'armée a pris le contrôle des laboratoires à Wuhan », m'a fait remarquer Alexis Génin, un microbiologiste qui connaît bien la Chine. Ainsi, le docteur Chen Wei, major général de l'Armée de libération populaire et chercheuse à l'Institut de bio-ingénierie de l'Académie militaire des sciences médicales, s'est vu confier la charge de la lutte face au Covid-19 dans la capitale du

Hubei. Une arrivée saluée le 31 janvier par le journal *Pengpai News* qui la présente comme « l'expert ultime de notre nation » en matière de défense face aux armes biologiques et chimiques. Prenant ses quartiers au WIV, cette virologue a notamment pour mission de développer un vaccin le plus vite possible. Dès le mois de mars, elle en teste un sur elle-même devant les objectifs de la propagande. Dénommé Ad5nCov, il sera d'abord expérimenté sur des militaires et fera l'objet en juillet d'une publication dans *The Lancet*, présentant un premier essai randomisé prometteur en matière de sûreté et de réponse immunitaire.

Désireuse de vite montrer au monde son savoir-faire scientifique, la Chine s'attache par ailleurs dès l'hiver 2020 à ne pas apparaître comme le pays d'où aurait pu surgir l'épidémie. Alors que Mike Pompeo a parlé la semaine précédente du « coronavirus de Wuhan » pour évoquer le responsable du Covid-19, le 12 mars, Zhao Lijian, porte-parole du ministère des Affaires étrangères, désigne, lui, les États-Unis en postant sur Twitter : « Ce pourrait être l'armée américaine qui a apporté l'épidémie à Wuhan. Soyez transparents ! Rendez vos données publiques. Les États-Unis nous doivent une explication. » *Global Time*, journal chinois affilié au régime, décrypte le message avec un article intitulé : « L'armée américaine, victime ou transmetteur du virus ? » Il y est écrit que « Zhao se référait aux Jeux militaires de Wuhan », une épreuve sportive rassemblant des soldats du monde entier qui s'est tenue dans la ville chinoise du 18 au 27 octobre 2019. Aurait-elle constitué le premier cluster de l'épidémie ? C'est envisageable, d'après une interview donnée fin mars à *Télévision Loire 7* par une Française ayant concouru en pentathlon, Élodie Clouvel. Elle rapportait que nombre d'athlètes étaient tombés malades, et qu'un médecin leur aurait dit après l'explosion de l'épidémie de Covid-19 qu'ils l'avaient probablement attrapée pendant ces jeux. Une interview supprimée du site de la chaîne locale, après que des consignes appelant au mutisme ont été données aux athlètes français[4]. «Je ne réponds pas sur le sujet de Wuhan», m'a ainsi répondu par e-mail Élodie Clouvel. D'autres délégations auraient également été touchées, comme la suédoise et l'italienne, dont un escrimeur a certifié à la *Gazzetta dello Sport* que l'équipe nationale était «quasiment toute tombée malade», avant que les mêmes consignes de silence face à la presse aient été données. J'ai donc sollicité le ministère français des Armées, qui ne m'a pas donné d'explication au mutisme de ses athlètes, mais a souligné que cette épreuve sportive s'était tenue «en amont du premier cas de la maladie à coronavirus Sars-CoV-2 déclarée par la Chine à l'OMS le 31 décembre 2019». Le pôle communication des militaires m'assure qu'«aucune pathologie pouvant évoquer le Covid-19 n'a été déclarée auprès du service de santé des armées, ni avant, ni pendant, ni après les jeux. Les autres pays représentés n'ont pas non plus rapporté de cas confirmé. L'armée suédoise a cependant mené des investigations, et a conclu qu'aucun lien entre les symptômes présentés par leurs athlètes et le Covid-19 ne pouvait être établi, et qu'il était peu probable que les militaires suédois aient été infectés par le Sars-CoV-2 à Wuhan.» Quoi qu'il en soit, il serait compliqué d'entreprendre aujourd'hui une quête de l'origine du coronavirus chez les athlètes de la Grande muette, car s'ils se voyaient testés positifs à des anticorps de Sars-CoV-2, rien ne prouverait qu'ils aient été contaminés pendant les Jeux militaires. Comme rien ne permettait au porte-parole du ministère des Affaires étrangères chinois de désigner l'équipe américaine, l'accusation ayant seulement vocation à montrer la volonté de riposter fermement aux allusions de Mike Pompeo sur le «coronavirus de Wuhan». En guise de contre-attaque, Donald Trump se mit à utiliser le 16 mars l'expression «virus chinois». De la diplomatie de haut vol et une première passe

4. Thibault H., Guibert N. et Guillou C., «Ce que l'on sait des Jeux mondiaux militaires de Wuhan, après lesquels plusieurs athlètes disent être tombés malades», *Le Monde*, 12 mai 2020.

d'armes qui a abouti au coup de téléphone apaisant du 27 mars entre les deux présidents.

Quand on y songe, il est tout de même cocasse qu'un responsable chinois appelle les États-Unis à faire preuve de transparence alors que quasiment rien ne sort de son pays sur l'origine d'une épidémie qui a commencé des semaines, si ce n'est des mois avant le premier signalement du 31 décembre 2019. J'ai déjà évoqué le cas du malade du 17 novembre annoncé par *South China Morning Post*, non reconnu officiellement, bien que le journal hongkongais l'ait déniché dans un document gouvernemental. La chaîne américaine CNN a de son côté révélé le 1er décembre dernier le contenu d'un rapport confidentiel remis par un lanceur d'alerte chinois qui recense pour la semaine du 2 décembre 2019, à Wuhan ainsi que dans deux autres villes du Hubei, vingt fois plus de cas de grippe que l'année précédente. Cela interroge sur la possibilité que le Covid-19 ait pu être au début assimilé à une grippe, bien que ce rapport ne fasse aucun lien entre ces deux maladies. Il montre en revanche une sous-évaluation des chiffres de la pandémie. Ainsi, les autorités du Hubei y comptabilisent 5918 nouveaux cas le 10 février, plus du double des cas qui furent annoncés ce jour-là officiellement. Même le peu suspicieux Christian Bréchot en convient : « La Chine fait preuve d'une opacité très nette et les difficultés qu'a eues l'OMS à mettre en place sa mission en témoignent. » Mais pour lui, « cela entretient davantage le doute sur le fait qu'ils savaient des choses sur les premiers signes de l'épidémie plutôt que sur une fuite de laboratoire. »

Pour Alexis Génin, l'attitude de la Chine s'explique par son rapport particulier à la recherche, qui s'exercerait dans des conditions qui rendent possible une fuite passée inaperçue. « Il existe là-bas une culture qui impose de ne pas perdre la face, souligne-t-il. En cas de problème, un étudiant sur deux ne le dira pas car il y jouerait sa carrière, et les risques d'accident sont multipliés en raison du nombre de personnes qui travaillent dans les laboratoires.

Quand en France un chercheur senior a avec lui un ou deux doctorants, le même nombre de techniciens et un postdoctorant, en Chine il aura dix doctorants avec autant de postdoc et d'ingénieurs. Des personnes qui développent une puissance de travail colossale, sans compter leurs heures car on valorise l'effort et la quantité de labeur fournis. Cela donne une force de frappe impressionnante soutenue par un régime qui accorde un budget très important à une recherche contrôlée de manière structurelle, car la science est vue comme un outil de puissance dans l'économie de la connaissance. »

Cet investissement a porté ses fruits pour une Chine devenue dans les années 2010 le premier pays au monde en matière de dépôt de brevets biotechnologiques. Ses publications scientifiques se sont multipliées et leur qualité n'a fait que croître. La microbiologiste Alice Lebreton me rappelle ainsi qu'« il y a vingt ans, les articles chinois étaient médiocres et se lisaient dans des revues de seconde zone. Mais on les lit aujourd'hui dans les meilleurs journaux, et souvent en collaboration avec des chercheurs étrangers. » Comme pour Zhengli Shi et ses travaux sur les coronavirus qui se retrouvent régulièrement dans le journal *Nature*. La Chine est devenue un acteur majeur, en mesure d'influer fortement sur le monde scientifique, tant par sa production que par son poids économique. Rodolphe de Maistre, l'un des deux Français du collectif Drastic, m'a également parlé de cette évolution, lui qui y a vécu dans les années 1990. Depuis, la Chine est comme entrée dans une autre dimension. Elle est devenue cette grande puissance capable de défier l'Occident, tout particulièrement sur le terrain scientifique. Il m'en donne une notable illustration au niveau de son édition. « J'ai passé en revue plus de 600 journaux en accès libre du groupe Springer Nature dont certains bénéficient d'un sponsor unique qui permet aux auteurs de ne pas payer pour être publié, m'explique-t-il. Pour 49 d'entre eux, ce sponsor est chinois, score qui dépasse largement celui de tous les autres pays. Et j'ai retrouvé à peu près la même chose dans l'autre grand groupe d'édition scientifique, Elsevier, avec une cinquantaine de journaux sponsorisés par des entités chinoises. » Cela pourrait inciter à ne pas froisser un partenaire privilégié.

Dans un article publié sur son site en juin 2020, le collectif Pièces et Main d'Œuvre, qui s'attache à « battre en brèche la tyrannie technologique », a quant à lui relevé les liens que pouvaient entretenir avec la Chine trois des cinq auteurs de l'article de référence sur les origines de Sars-CoV-2, publié dans *Nature medicine*. Ainsi, Edward Holmes, virologue à l'université de Sydney, est professeur honoraire de l'université Fudan de Shanghai, ainsi que professeur invité au CDC de Pékin. Ian Lipkin, épidémiologiste à l'université de Colombia, s'est vu remettre le 3 janvier 2020 une médaille par le consul de Chine à New York pour le remercier de vingt ans de collaboration avec les autorités de santé publique et scientifiques chinois. Il avait déjà reçu un prix en 2016 lors d'une cérémonie présidée par Xi Jinping. Quant à Kristian Andersen, l'auteur principal, il dirige un laboratoire en Californie au sein du Scripps Institute de La Jolla, qui a signé ces dernières années des accords avec des sociétés pharmaceutiques chinoises, l'université de Pékin et un laboratoire spécialisé dans les biotechnologies installé dans le Guangdong. Autant de liens qui ne sont peut-être pas complètement étrangers à l'adoption sans hésitation de l'hypothèse du pangolin et à la conviction que Sars-CoV-2 ne peut qu'être d'origine naturelle.

Adepte de la manière forte pour contrôler l'épidémie et la recherche s'y rapportant, la Chine se montre aussi experte en *soft power*. Pas vraiment la spécialité de Donald Trump, qui, l'été venu, a mis en sourdine ses accusations. Mais un de ses proches et ancien conseiller, Steve Bannon, use de ses relais médiatiques pour pousser sur le devant de la scène une scientifique chinoise de Hong Kong, Li-Meng Yan. Avec un ami milliardaire et dissident chinois, Guo Wengui, Bannon organise sa venue aux États-Unis au mois d'avril 2020, et à partir du mois de juillet, la virologue apparaît dans des médias, comme Fox News, en affirmant que le virus a été fabriqué en laboratoire sous la houlette du PCC, promettant elle aussi des preuves. En septembre puis en octobre, elle publie deux rapports censés les exposer. Elle y prétend que non seulement le virus n'est pas naturel mais qu'il s'agit d'une arme biologique délibérément libérée ! Sars-CoV-2 aurait été confectionné à partir de deux coronavirus de chauve-souris collectés entre 2015 et 2017 à Zhoushan, une ville bâtie sur des îles de la province de Zhejiang dans l'est de la Chine, dans le cadre de recherches effectuées par des institutions militaires. Dénommés ZC45 et ZXC21, ces deux coronavirus sont bien réels, comme la publication qui les étudiait en 2018, écrite par des chercheurs affiliés à l'Hôpital Général de l'Armée de Libération de la région de Nanjing et à la Troisième Université militaire chinoise. Ils présentent une identité d'environ 88 % avec Sars-CoV-2, ce qui en faisait en 2019 les virus de chauves-souris les plus proches, si l'on excepte RaTG13. D'ailleurs, selon Li-Meng Yan, RaTG13 serait aussi une création de laboratoire, en fait une séquence génétique confectionnée pour servir de leurre ! La Chinoise affirme qu'il en est de même des virus de pangolin, presque identiques avec Sars-CoV-2 dans leur domaine de liaison… Cela fait beaucoup et surtout sans aucune preuve. De quoi rendre Guillaume Achaz, biologiste et spécialiste de l'évolution des génomes, plus que sceptique : « Sachant qu'un morceau de 370 bases de RaTG13 avait déjà été publié en 2016, on a du mal à imaginer que cela ait été créé quatre ans avant l'arrivée de Sars-CoV-2 pour noyer le poisson. Mais surtout, quand on regarde le reste du génome, toutes les mesures évolutives suggèrent que le virus est vraiment passé par une chauve-souris. » Dans son premier rapport, Li-Meng Yan décrit en détail comment Sars-CoV-2 pourrait avoir été réalisé en six mois à partir du squelette de ZC45 ou/et de ZXC21, mais elle décrète aussi que le responsable du Covid-19 a « des caractéristiques biologiques incompatibles avec un virus zoonotique naturel ». « C'est méthodologiquement très faible car elle ne propose jamais de contrôle statistique de ce qu'elle avance pour démontrer cette incompatibilité, me fait remarquer Guillaume Achaz. Cela ne passerait pas dans un journal scientifique, car elle mélange en fait son intuition avec des données.» Ce qui aboutit dans son second rapport à cette affirmation que Sars-CoV-2 serait une arme biologique créée par le Parti communiste chinois pour attaquer l'humanité. «Il est de la plus haute importance que le PCC soit tenu responsable de ses actions», conclut-elle, en appelant à agir vite pour savoir quels variants pourrait encore détenir ce parti soupçonné de continuer à en relâcher dans la nature... Nous voilà bel et bien dans une théorie du complot chinois, dont la crédibilité paraît avoisiner le zéro. Le spécialiste du contrôle des armements Milton Leitenberg m'explique même pourquoi on pourrait l'estimer nulle. «Tous les pays étaient sensibles au Sars-CoV-2 sans disposer d'une contre-mesure efficace au début de l'épidémie, rappelle-t-il fort justement. Cela commence par la Chine, où le virus a provoqué de grandes perturbations en apparaissant dans une ville de plus de dix millions d'habitants et en tuant incontestablement beaucoup plus de personnes à Wuhan et dans le pays que le nombre rapporté par le gouvernement chinois. De par sa nature et ses effets, ce virus n'a en réalité pas les caractéristiques d'une arme biologique produite par un État-nation.» CQFD.

Par ses accusations aussi virulentes qu'infondées, Li-Meng Yan a contribué à maintenir l'hypothèse de l'accident de laboratoire dans la catégorie infamante des «théories du complot ridicules» et de «la propagande politique», qualificatifs utilisés par Angela Rasmussen dans un article de *Nature medicine* le 13 janvier 2021. Cette virologue de l'université de Columbia se cantonne à citer la scientifique de Hong Kong, Steve Bannon et Donald Trump, ce qui est plus confortable pour réfuter la possibilité d'une fuite que de chercher à répondre à ceux qui s'interrogent sérieusement dans des revues à comité de lecture. Les questions politiques ont largement pollué le débat scientifique et la date de publication de la très remarquée tribune du microbiologiste David Relman pourrait témoigner d'un refus d'intervenir pour nombre de chercheurs, de crainte d'apporter un quelconque crédit à Donald Trump. Il a en effet attendu le 3 novembre, jour de l'élection présidentielle aux États-Unis, pour écrire dans la revue de l'Académie des sciences américaines que «pour arrêter la prochaine pandémie, nous devons démêler les origines du Covid-19». Ce qui impose de ne pas exclure la possibilité d'un virus relâché accidentellement après avoir été «manipulé génétiquement pour comprendre ses propriétés biologiques», précisait l'illustre professeur de l'université de Stanford, alors qu'il ne risquait plus d'influer sur la campagne électorale.

Depuis, Donald Trump a perdu l'élection et le questionnement sur les origines du virus refait surface, tandis que la Chine joue la diversion en multipliant les allégations sur un virus potentiellement venu de l'étranger. On l'aurait précocement détecté en Europe, en Inde ou aux États-Unis, et il pourrait bien être arrivé dans l'empire du milieu avec des produits surgelés importés. Wuhan aurait ainsi joué le (beau) rôle de lanceur d'alerte pour la planète. Le 8 janvier 2021, le site French.China.org annonce qu'«un médecin russe remet en question l'origine chinoise du Covid-19», une maladie qui aurait «presque en même temps infecté des populations dans le monde entier». Un «phénomène naturel», selon ce médecin. Mais c'est bien en Chine que les experts de l'OMS sont attendus pour commencer une enquête, et là aussi que se sont rendus des journalistes de l'agence Associated Press à la fin de l'année 2020, espérant pouvoir accéder à la mine du Mojiang où a été trouvé RaTG13. «C'est devenu un trou noir de non-information», écrivent le 30 décembre ces journalistes. Ils racontent avoir été suivis par des policiers en civil dans plusieurs voitures qui ont bloqué l'accès au site, le même genre de procédé que celui infligé à la BBC. Ils racontent également qu'une équipe de chercheurs, apparemment chinois, serait dernièrement venue ici collecter des échantillons de chauves-souris, avant de se les voir confisquer par les autorités. En ce début d'hiver 2021, où j'avance dans la rédaction de ce livre, les articles sur l'hypothèse du laboratoire se multiplient, particulièrement dans la presse anglo-saxonne, et l'administration Trump redonne de la voix alors que le président rechigne à laisser sa place. Le 2 janvier, le *Daily Mail* affirme que son conseiller à la sécurité nationale, Matthew Pottinger, a déclaré à des membres du Parlement britannique lors d'une téléconférence que la fuite de laboratoire était en train de devenir la « source la plus crédible » pour Sars-CoV-2. Il aurait également annoncé que l'administration américaine serait en contact avec un scientifique du WIV devenu lanceur d'alerte et demeurant désormais aux États-Unis.

« La Chine exhorte les États-Unis à revenir à la raison et à la rationalité sur les origines du virus du Covid-19 », riposte, le 4 janvier, une porte-parole du ministère chinois des Affaires étrangères. Elle appelle le gouvernement américain à clarifier sa position par rapport aux déclarations de Matthew Pottinger, et demande à ce dernier de présenter immédiatement des preuves crédibles s'il en détient. La porte-parole s'interroge ensuite sur les intentions des États-Unis qui ont créé « plus de 200 laboratoires biologiques à l'étranger. Pourquoi n'invitent-ils pas des journalistes internationaux à les visiter et à y faire des interviews ? » C'est dans cette ambiance que la Chine refuse le 5 janvier 2021 l'entrée sur son territoire au groupe d'experts de l'OMS, pour un problème de visa.

Quatre jours plus tard, le *Daily Mail* annonce cette fois qu'ont été retirées du site de la Fondation nationale des sciences naturelles de Chine des données relatives à plus de 300 études du WIV. L'information vient en fait de Twitter et d'un membre anonyme de Drastic dont le pseudonyme sur le réseau social est Luke. Le 6 janvier, il a posté que la fondation des sciences naturelles avait « effacé ses statistiques sur le WIV », captures d'écran à l'appui. « Bonne trouvaille ! », lui a répondu, après vérification, Robert Potter, un expert en cyber sécurité. « Il semble que plus de trois cents éléments ne sont plus là, a constaté ce dernier, et nous sommes tous assis à nous demander comment il y a encore des choses à cacher à ce stade. » Ce n'est en effet pas la première fois que l'on nettoie des bases de données.

J'ai déjà évoqué l'actualisation réalisée le jour où Zhengli Shi a été rappelée en urgence à Wuhan pour s'occuper de ce virus qui causait d'inquiétantes pneumonies. En mai 2020, un autre membre du groupe Drastic l'avait révélée en publiant le lien d'une page Web archivée de la revue *China Science Data*. Un petit article y décrivait une base de données du WIV qui répertoriait 22 257 échantillons d'agents pathogènes viraux. Comme l'a également noté le journaliste Stéphane Foucart dans son enquête publiée dans *Le Monde* le 22 décembre 2020, ce petit article a disparu et « les deux URL sur lesquelles est censée se trouver la base de données sont vides. Contacté, le président du comité éditorial de la revue n'a pas répondu à nos sollicitations, pas plus que les chercheurs du WIV ». J'ai eu droit au même mutisme, comme avec chaque personne que j'ai essayé d'interroger en Chine. Précisons que si le 30 décembre 2019 le descriptif des virus répertoriés par le WIV que proposait cet article alors encore accessible a été modifié, en remplaçant notamment dans les titres et les mots clés « faune sauvage » par « chauves-souris et rongeurs », la mise hors ligne de plusieurs bases de données de l'Institut date en fait du 12 septembre 2019. L'accès à leur contenu était dès lors impossible. Questionnée par la BBC sur cette mise hors ligne, Zhengli Shi l'a justifiée pour des raisons de sécurité informatique car le site Web du WIV aurait été attaqué. Elle revendiqua malgré cela une « complète transparence », assurant que toutes leurs recherches étaient publiées et leurs séquences de virus enregistrées sur la base de données américaine Gen Bank. Ce qui est faux, comme va le détailler le 6 février sur la plateforme Zenodo une étude de trois membres du groupe Drastic (Anon, Billy Bostickson et Gilles Demaneuf), consacrée aux bases de données du WIV supprimées. Elle montre notamment que l'une d'entre elles contenait une section protégée par mot de passe pour les données privées qui ne devaient pas être librement partagées, et pouvaient concerner des échantillonnages de virus non séquencés et des séquences pas encore publiées. On pouvait sans doute y trouver les huit betacoronavirus collectés dans la grotte du Mojiang d'où vient également RaTG13.

Refermons cette parenthèse sur les intrigantes car inaccessibles données du WIV et revenons à nos joutes diplomatiques avec le feuilleton du *Daily Mail* qui continue. Le 12 janvier 2021, le journal anglais annonce que Mike Pompeo va lâcher une bombe comme «acte final de l'administration Trump». Des sources britanniques du *Foreign Office* rejettent d'avance ce qu'elles considèrent comme des allégations en estimant que «toutes les preuves crédibles ne suggèrent pas une fuite du laboratoire», ajoute le quotidien anglais. J'interroge pour ma part un diplomate français pour tenter de savoir ce qu'on en pense au Quai d'Orsay, qui, comme l'Élysée, ne s'est jamais fait remarquer sur la question de l'origine du Covid-19 depuis la fugace interrogation d'Emmanuel Macron du mois d'avril. «La délivrance des visas aux enquêteurs de l'OMS a été retardée et on leur imposera une quarantaine à leur arrivée, ce qui permet de gagner deux ou trois semaines, remarque le diplomate. Mais de toute façon, si jamais une responsabilité de la Chine était identifiée, elle fermerait tout et ne l'admettrait jamais. Face à d'éventuelles preuves, elle les dirait fabriquées, et personne ne s'opposera à elle sur ce dossier. Les enjeux économiques sont trop importants pour aller chercher des noises aux Chinois et le départ de Trump devrait apaiser les tensions à ce sujet.»

Le 14 janvier, les experts de l'OMS arrivent enfin à Wuhan. Plus d'un an après le début de l'épidémie, cette équipe va mener son enquête dans les conditions imposées par Pékin. Et en guise de bombe, le bientôt ex-président des États-Unis et son secrétaire d'État se contentent de lui livrer le 15 janvier une sorte de feuille de route, une simple fiche descriptive de l'activité de l'Institut de virologie de Wuhan. Le département d'État y reconnaît ne pas avoir déterminé si l'épidémie résulte d'une zoonose ou d'un accident de laboratoire et, après avoir dénoncé « l'obsession mortelle du PCC pour le secret et le contrôle », indique aux enquêteurs trois pistes qui « méritent un examen plus approfondi ». D'abord, le gouvernement américain dit avoir de « bonnes raisons de croire que plusieurs chercheurs du WIV sont tombés malades à l'automne 2019 », peut-être du Covid-19. Ensuite, il invite à scruter les recherches qui auraient pu être faites avec RaTG13 en faisant référence aux expériences de gains de fonction et à la suppression de bases de données. Enfin, il suppose que des recherches ont été menées avec l'armée chinoise. Pour être fixé, « toute enquête crédible sur l'origine du Covid-19 exige un accès complet et transparent aux laboratoires de recherche de Wuhan, y compris leurs installations, échantillons, personnel et dossiers », conclut le département d'État. Une demande somme toute légitime. Menacé de destitution après l'invasion du Capitole par ses partisans qui refusaient comme lui la défaite, Trump ferait presque profil bas avec cet « acte final » passé plutôt inaperçu. Il faut dire qu'il n'apporte toujours aucune preuve dans cette affaire d'États où la science ne prime pas.

5. Unique en son genre ?

Printemps 2020, la France se confine. Henri Cap, zoologue au Muséum d'histoire naturelle de Toulouse, voit toute sa famille tomber malade et découvre, chez lui comme chez ses enfants, les symptômes très variés du Covid-19. Un de ses fils est cloué au lit, l'autre a des problèmes digestifs et lui va connaître une fatigue extrême pendant une semaine. Une fois rétabli, le Muséum demeurant fermé, il se plonge dans la littérature scientifique disponible pour essayer de comprendre d'où vient ce mal qui frappe le monde depuis le début de l'année, puis échange avec un de ses amis, John Wenzel, spécialiste américain de phylogénétique, cette méthode d'analyse qui permet de constituer des arbres généalogiques de génomes. « Il avait le même sentiment que moi : les explications sur le passage du virus de l'animal à l'Homme n'étaient pas convaincantes à la vue de son adaptation à notre espèce », relate Henri Cap. Selon les deux scientifiques, le départ foudroyant de l'épidémie ne colle pas avec une contamination par un pangolin sur le marché de Wuhan. Le virus ne semble pas avoir connu l'évolution attendue après le franchissement d'une barrière d'espèce qui s'accompagne habituellement d'un certain nombre de mutations, préalable à une pleine capacité d'infection.

Arrêtons-nous un instant pour préciser un aspect essentiel de la vie des virus : ils évoluent, au cours du temps et en fonction de leur environnement. Cela se traduit par des changements dans leur matériel génétique, comme chez tous les êtres vivants. Quand un virus se réplique et se multiplie, son génome mute fréquemment. Une ou plusieurs de ses bases changent, par hasard ou sous l'action de phénomènes qui restent encore débattus. La pression de la sélection naturelle conservera seulement les mutations si elles procurent un avantage au virus ou lui permettent tout simplement de survivre et de continuer à se répliquer. Je rappelle que le génome d'un coronavirus compte environ 30 000 bases, mais, comme tous les virus à ARN, il est constitué de seulement quatre nucléotides différents : l'adénine, la guanine, la cytosine et l'uracile. On les désigne plus communément par leurs initiales respectives : A, G, C et U. En se groupant par trois, elles forment des codons qui, comme leur nom l'indique, vont coder des acides aminés (un par codon). Une fois assemblés, ces derniers constitueront la séquence d'une protéine. La spécificité d'un génome dépend donc de l'ordonnancement de ses bases. Un changement d'une ou de plusieurs lettres correspondant à un nucléotide est la marque d'une mutation, d'un virus qui a évolué, ce qui peut avoir un effet sur sa capacité de réplication et d'interaction avec un hôte, en fonction de l'emplacement où se déroule cette évolution. Avec un coronavirus de type Sars, les mutations dans la protéine Spike, qui permet de se lier au récepteur de la cellule hôte, ont un rôle crucial pour la capacité d'infection d'une espèce donnée.

Il existe plusieurs types de mutations. La plus simple, et la plus courante, c'est la substitution : une lettre remplace une autre, par exemple G devient A, suite à une erreur lors de la réplication. Autre possibilité, l'insertion. Elle consiste en un ajout d'une ou plusieurs lettres accolées dans un génome qui se trouve ainsi rallongé d'une courte séquence de nucléotides. Au contraire, une délétion conduira à la perte d'un ou plusieurs nucléotides. Reste une dernière possibilité, susceptible d'apporter des modifications de taille : la recombinaison. C'est le résultat d'une rencontre, chez un même hôte, de deux virus qui vont en quelque sorte se mélanger en échangeant des portions de séquences génétiques pour engendrer un nouveau virus. De longs morceaux de génome peuvent alors se retrouver modifiés d'un seul coup. Par exemple, l'ensemble du domaine de liaison d'un coronavirus de chauve-souris peut laisser place à celui d'un virus de pangolin à la suite d'une rencontre aboutissant à ce qui pourrait ressembler à Sars-CoV-2.

Henri Cap n'a pas manqué de vite remarquer dans ses lectures certaines caractéristiques du coronavirus, comme l'insertion d'un site de clivage à la furine ou des zones suggérant la possibilité de recombinaisons, telle celle du RBD, ce domaine de liaison aux récepteurs cellulaires si proche de celui du pangolin et étonnamment stable. L'article de Nikolai Petrovsky interpelle tout particulièrement Henri car il montre que le RBD de Sars-CoV-2 était, dès le début de l'épidémie, plus adapté au récepteur Ace2 humain qu'à ceux de tous les hôtes intermédiaires envisagés. « Cela donnait l'impression que le virus avait déjà côtoyé l'Homme antérieurement alors que l'ancêtre commun des différentes souches séquencées et le premier patient recensé n'étaient censés remonter qu'à la même date du 17 novembre 2019, se souvient le zoologue. Il y avait aussi ce site de clivage à la furine, sans équivalent chez les sarbécovirus. Il pourrait permettre à Sars-CoV-2 de s'attaquer à de nombreux organes : au système respiratoire mais aussi digestif, circulatoire, cardiaque ou nerveux. Cela expliquerait la grande diversité des symptômes de ce Covid-19 que j'ai vécu de l'intérieur avec ma famille. Son virus m'a ainsi paru vraiment unique en son genre. » Cela incite le zoologue à décrypter ce que l'on en sait alors, dans un article de synthèse finalisé avec la microbiologiste du CNRS Dominique Morello et publié le 3 juillet sur le site du Muséum de Toulouse, sous la forme d'une interrogation : « La nature contre-attaque ? » Face à ce virus aux capacités surprenantes et à l'origine mystérieuse, les deux scientifiques osent dresser ce constat : « l'ensemble des publications privilégiant l'hypothèse naturelle du Sars-CoV-2 ne nous permet pas d'écarter en l'état actuel de nos connaissances l'hypothèse d'une création artificielle ». Un point de vue qui détonne en France, où l'examen de l'hypothèse du laboratoire se cantonne alors aux accusations de Donald Trump et aux affirmations de Luc Montagnier qui dit avoir trouvé dans Sars-CoV-2 des traces du VIH.

Prix Nobel de médecine en 2008 pour la découverte de ce virus responsable du Sida, Luc Montagnier a fait sensation le 17 avril, sur le plateau de CNews. Il prétend avoir identifié dans le génome de Sars-CoV-2 de petits morceaux de séquences du VIH dont la présence « ne peut pas être due au hasard », du fait de leur concentration dans une zone de « moins de mille bases » de la protéine Spike. Il trouve « très bizarre » qu'on les ait insérées dans un coronavirus, mais émet l'hypothèse d'une manipulation dans le cadre de recherches d'un vaccin contre le Sida. Une maladresse aurait pu conduire à une fuite de laboratoire. Luc Montagnier travaille sur le génome de Sars-CoV-2 avec un mathématicien, Jean-Claude Perez, et rappelle qu'ils ne sont pas les premiers à évoquer cette possibilité d'une insertion de VIH, déjà suggérée par une équipe indienne dans une prépublication... vite retirée. Le jour même des déclarations de Montagnier, les critiques fusent. « Il y a trop peu de similarité avec la séquence du virus du VIH pour conclure à un échange significatif du matériel génétique », déclare dans un article du *Monde* Gaëtan Burgio, généticien à l'Australian National University qui considère que l'identité de séquence relève en fait « de la coïncidence ». Ce que soutient également le virologue Jean-Michel Claverie dans une réponse à Luc Montagnier où il écrit le 18 avril que « la détection d'une suite de lettres similaires n'est le signe d'un emprunt (une manipulation génétique) que si celle-ci est plus longue que ce que l'on attend au hasard dans deux textes écrits totalement indépendamment ». Les séquences en question seraient trop petites. Les « mots » qu'elles constituent s'avèrent trop communs pour être identifiés au VIH. On peut d'ailleurs les retrouver dans d'autres génomes de coronavirus.

Luc Montagnier ayant pris depuis une dizaine d'années des positions hautement controversées, notamment concernant la théorie de la mémoire de l'eau, et s'étant montré très critique sur la sécurité des vaccins, son cas est vite réglé : à ranger parmi les conspirationnistes. D'ailleurs, *Conspiracy Watch* lui délivre le 19 avril « Le prix

Nobel du complotisme» dans un article où il est présenté comme prenant la tête d'une «légion d'imbéciles» en «réactivant la thèse, pourtant catégoriquement écartée par la communauté scientifique, selon laquelle le coronavirus responsable de la pandémie actuelle aurait été fabriqué en laboratoire». Pourtant, bien que l'analyse de Luc Montagnier soit vraisemblablement erronée, et en tout cas non convaincante car elle ne démontre pas l'insertion de séquences du VIH dans Sars-CoV-2, le Prix Nobel de médecine n'a fait qu'exposer sur le plateau de CNews une hypothèse d'accident de laboratoire involontaire et malheureux, ce qui ne relève pas d'un complot. Mais l'amalgame est entretenu et même accru par l'intervention de ce scientifique déjà marginalisé. L'hypothèse du laboratoire, qui avait déjà du plomb dans l'aile avec Donald Trump, est encore plus discréditée. Le souci est qu'elle le soit de manière arbitraire, sur des présupposés, et non à partir d'une véritable analyse scientifique du coronavirus. Ce que certains chercheurs vont toutefois s'attacher à faire en étudiant plusieurs particularités du génome de Sars-CoV-2 susceptibles de résulter d'un travail de laboratoire.

Le 20 mai 2020, Murat Seyran, doctorant en sciences naturelles et techniques à l'université de Vienne, prépublie un article sur le virus du Covid-19 et sa grande infectiosité qui pourrait être due à une «nature artificielle». Elle serait suggérée par trois caractéristiques de Sars-CoV-2. L'insertion de son site furine unique chez les coronavirus de type Sars et ce RBD qui se lie parfaitement à l'Ace2 sans avoir eu besoin d'évoluer, ce qui n'en ferait pas un site de sélection positive, contrairement à ceux rencontrés chez les autres coronavirus qui se sont adaptés à leur hôte grâce à des mutations afin de parfaire leur domaine de liaison. On retrouve en outre une adaptation apparemment optimale dans une zone située au bout de la protéine Spike, le domaine N Terminal (NTD), qui constitue la première zone de contact avec les cellules de l'hôte. Car «de manière frappante», insiste Murat Seyran, aucune altération ou différence n'est constatée entre RaTG13 et Sars-CoV-2 dans cette zone NTD au niveau des acides aminés, et sa surface plate ne correspondrait pas au schéma habituel d'adaptation et de survie des autres coronavirus. Tout cela suggérerait donc une origine non naturelle, comme le mentionne l'article du chercheur autrichien. Trop explicite pour être accepté par une revue scientifique. Il ne dépassera pas le stade de la prépublication.

Murat Seyran va alors travailler en équipe en contactant des scientifiques dans le monde entier : en Nouvelle-Zélande, en Inde, en Égypte, en Iran, en Suisse ou aux États-Unis. Ensemble, ils vont signer un nouvel article qui reprend les trois spécificités : « *Questions concerning the proximal origin of Sars-CoV-2* ». Une référence claire à l'article de Kristian Andersen qui prétend démontrer l'origine naturelle du virus. Cet article sera publié le 3 septembre dans le *Journal of medical virology*, sans mentionner la possibilité d'une origine artificielle, mais en concluant que « ces caractéristiques uniques du Sars-CoV-2 soulèvent plusieurs questions concernant l'origine proximale du virus qui nécessitent une discussion plus approfondie ». « Retrouver ces trois particularités présentes dans un même virus est très inhabituel », souligne un des coauteurs, avec lequel je suis entré en contact. Professeur de médecine américain, il ne souhaite pas s'exprimer publiquement, comme la quasi-totalité de la vingtaine de signataires dont le nom apparaît accolé à cette publication. « Je suis comme les autres, je ne veux pas me faire remarquer et avoir de problèmes car je mène d'autres recherches », m'avoue ce chercheur. Il déplore que l'hypothèse du laboratoire soit comme taboue dans la communauté scientifique : « Personne ne veut la considérer et c'est pourquoi nous ne l'avons pas évoquée afin d'être publiés. Nous souhaitons aussi que les gens s'interrogent par eux-mêmes plutôt que de vouloir leur donner la solution. Nous ne savons pas d'où vient ce virus, mais plusieurs de ses caractéristiques posent des questions et nous pensons que les scientifiques doivent les soulever pour aller vers un consensus. » Afin d'y parvenir, les auteurs de cet article se sont rassemblés dans un consortium de chercheurs : Sacred, l'acronyme de *Self-Assembled Covid-19 Research and Education Directive*. Il réunit mathématiciens, bio-informaticiens, physiciens, chimistes, biochimistes, biologistes moléculaires, virologues et cliniciens. Le but est de « fournir une science de haut niveau sans compromis, sans aucune influence des opinions politiques ou des théories du complot infondées, m'explique Kenneth Lundstrom, docteur en génétique moléculaire et créateur de Sacred. Notre activité a débuté par un échange d'idées, qui s'est ensuite matérialisé par la rédaction de manuscrits. De plus en plus de scientifiques se joignent à nous et huit articles ont déjà été publiés, tandis que d'autres sont actuellement soumis à examen par les pairs ou en préparation. » Une recherche discrète. Sacred limite les interactions avec le grand public et les médias pour se concentrer sur sa production scientifique, assez pointue. Un article publié le 2 décembre 2020 dans le *FSBS Journal* a pour objet « la base structurelle de l'entrée accélérée dans les cellules hôtes par Sars-CoV-2 ». Il propose une explication à une contagiosité supérieure à celle des autres coronavirus humains, ainsi qu'une discussion sur les stratégies antivirales susceptibles d'être développées pour lutter contre cette capacité pandémique. Un autre, sorti le 13 décembre dans le journal spécialisé *Molecules*, passe en revue dix-huit espèces animales avec une analyse bio-informatique et phylogénétique qui relève que toutes disposent de récepteurs Ace2 suggérant un flux de transmission possible de Sars-CoV-2. Plusieurs articles s'intéressent à d'autres protéines que la Spike et, finalement, un éditorial paru dans la revue *Virus* en octobre 2020 rappelle la nécessité de recherches supplémentaires sur les origines de Sars-CoV-2 alors qu'une manipulation de laboratoire est « hautement improbable ». Un clin d'œil du consortium qui n'aborde jamais cette hypothèse directement, comme échaudé par le sort réservé à l'article de Murat Seydan. « Je pense personnellement que Sars-CoV-2 s'est échappé d'un laboratoire, d'autre membres du consortium non, confie le professeur de médecine. Mais l'important est de chercher à comprendre d'où vient cette maladie afin éviter d'autres pandémies. Il ne s'agit pas de blâmer qui que ce soit mais de se poser toutes les questions pour y parvenir. » Après, il faut encore trouver où publier.

« Les revues censurent la théorie de l'origine du laboratoire pour le Sars-CoV-2 », titre le 16 juillet *GM Watch*, le site Web d'une organisation du même nom créée en 1998 pour contrer « la propagande de l'industrie des OGM et de ses partisans » en délivrant une information critique sur les organismes génétiquement modifiés. Son article parle de plusieurs chercheurs dont les papiers se sont vu refuser une publication, en commençant par Birger Sørensen et Angus Dalgleish. Deux virologues, respectivement norvégien et anglais, qui travaillent sur un vaccin contre le Covid-19 et disent avoir observé une capacité d'action particulière de Sars-CoV-2 qui pourrait être liée à six insertions dans la protéine Spike. Elle leur semble indiquer une « manipulation intentionnelle ». Ils y voient des « preuves suggérant que ce n'est pas un virus à évolution naturelle ». Richard Dearlove, ancien chef du MI6, les services secrets britanniques, a été convaincu par leur article et prétend que le journal auquel il a été soumis « l'a refusé dans la semaine suivant sa réception » alors qu'il acceptait au même moment « deux ou trois articles chinois relatifs au virus, en quarante-huit heures ». *GM Watch* parle ensuite de la réponse à l'article de Kristian Andersen, écrite par le généticien du King's College Michael Antoniou pour contester le postulat d'une origine forcément naturelle, ainsi que d'autres répliques du même type, toutes refusées par *Nature medicine*, et sont également évoqués les articles d'Alina Chan et Nikolai Petrovsky, assignés à leur statut de prépublication.

Il est délicat de juger de la liberté de publier d'une revue scientifique et je n'ai pas la compétence d'un relecteur apte à évaluer la qualité d'un article. Mais ceux d'Alina Chan et Nikolai Petrovsky sont aujourd'hui reconnus par nombre de scientifiques comme apportant des données importantes sur l'adaptation précoce assez exceptionnelle de Sars-CoV-2 au récepteur Ace2 humain. J'ai donc tout de même interrogé par e-mail la rédactrice en chef de *Nature* sur le sort qui leur avait été réservé. « Nous ne pouvons pas commenter l'histoire éditoriale d'articles spécifiques et les rapports de soumissions qui peuvent avoir été faits ou pas, car nous traitons ces informations comme confidentielles pour les auteurs et les relecteurs », m'a, sans surprise, répondu Magdalena Skipper. Je l'ai également questionnée sur les publications de son journal et de ceux du groupe Springer Nature qui écartent de façon récurrente et expéditive l'hypothèse du laboratoire, mais ont largement contribué à populariser celle du pangolin, et sur l'influence que pourrait avoir la Chine d'où provenaient les principaux articles consacrés au petit mammifère à écailles. Là encore, sa réponse écrite est évasive : « Nous examinons attentivement toutes les soumissions et sélectionnons pour publication les articles que les éditeurs et les relecteurs considèrent comme les plus solides et les plus significatifs, à un moment donné. Notre indépendance éditoriale est une exigence absolue et seul est considéré le mérite scientifique. Aucun sujet n'est exclu parce que ses conclusions pourraient être controversées ou aller à l'encontre de la sagesse établie. » Elle n'allait pas nous dire le contraire, mais le plus révélateur est peut-être sa chute : « Nous apprécions que vous ayez posé des questions spécifiques et détaillées, mais vous encourageons à considérer que certaines seraient mieux adressées à la communauté élargie de la recherche. » Alors qu'il est question d'articles publiés dans son journal, Magdalena semble m'inviter à questionner ailleurs et me dirige vers un terrain d'investigation beaucoup plus vaste.

J'essaie du côté du *Lancet*, plus impliqué qu'aucun autre journal scientifique dans la diabolisation conspirationniste de l'hypothèse du laboratoire, sans obtenir de réponse. J'arrive en revanche à interroger le rédacteur en chef de *BioEssays*, la première revue à comité de lecture ayant publié en août 2020 un article envisageant explicitement cette hypothèse (celui de Karl et Dan Sirotkin), avant de récidiver en novembre avec celui de Rossana Segreto et Yuri Deigin, deux autres chercheurs du groupe Drastic respectivement biologiste en Autriche et entrepreneur en biotechnologie au Canada, qui démontre comment l'insertion d'un RBD de virus de pangolin et d'un site furine aurait pu résulter d'expériences de laboratoire ne laissant aucune trace. Pourquoi ce journal accepte-t-il ce qui n'a pas droit de cité dans les autres revues scientifiques? «*BioEssays* soumet toutes les hypothèses, idées et spéculations à un examen scientifique par les pairs qui a conduit à des modifications substantielles lors de la révision de ces deux articles, m'explique Andrew Moore. La rubrique "Problèmes et Paradigmes", dans laquelle ils ont été publiés, permet à des auteurs d'exprimer des idées nouvelles et des hypothèses potentiellement testables. Dans toutes les branches de la science, les progrès de la connaissance et de la compréhension sont réalisés par une variété d'approches incluant des propositions qui ne sont pas universellement acceptées, parfois au point d'être carrément rejetées par la plupart des membres de tel ou tel domaine de recherche. *BioEssays* permet un degré inhabituel d'hypothèses et de spéculations, et offre en retour la possibilité de commenter ses articles positivement et négativement. Si ceux de Sirotkin & Sirotkin et Segreto & Deigin suscitent des critiques négatives et raisonnées, voire sont réfutés dans la communauté scientifique, *BioEssays* considérera donc certainement ces points de vue opposés pour publication dans ses pages.» Ne s'approcherait-on pas là d'une application concrète des principes éditoriaux formulés par Magdalena Skipper? À un détail près: la possibilité d'être publié semble être donnée à chacun, alors que *Nature* ne veut considérer que les articles «les plus solides et les plus significatifs, à un moment donné». Cette solidité et cette significativité supposées seraient-elles influencées par des préjugés existant à un moment donné?

Continuant à sonder l'opinion d'une communauté élargie de la recherche sur le contenu des publications traitant des origines de Sars-CoV-2, j'envoie un e-mail à Linfa Wang, scientifique chinois de renommée mondiale installé à Singapour. Quelques jours plus tôt lors d'un rendez-vous en visioconférence, j'ai interviewé cet expert des coronavirus de chauve-souris qui a publié de nombreuses études avec Zhengli Shi et l'Institut de virologie de Wuhan. À la fin de notre discussion, il a accepté volontiers que je lui soumette pour avis des articles dont je pourrais avoir du mal à juger de la valeur. Je lui fais donc parvenir deux papiers publiés dans des revues scientifiques qui apportent un point de vue peu courant puisqu'ils suggèrent la possibilité d'une origine en laboratoire pour Sars-CoV-2 : « *Questions concerning the proximal origin of Sars-CoV-2* », du consortium Sacred, et l'article de Karl et Dan Sirotkin qui émet l'hypothèse que le virus puisse provenir d'expériences de passages en série chez des animaux ou des cellules en culture. Un papier sous-titré : « Une explication potentielle pour une grande partie du génome distinctif du nouveau coronavirus ». « Tous deux sont des articles "d'opinion" basés sur aucune nouvelle donnée expérimentale, considère le virologue chinois. Vous pouvez publier dix articles d'opinion différents et être en désaccord les uns avec les autres et rien ne sera résolu. Je ne prends donc pas ces papiers au sérieux et il y en a trop ! » L'un met pourtant en lumière la conjonction de caractéristiques étonnantes dans le coronavirus et l'autre une explication possible. Deux contributions et points de vue peu entendus, mais c'est vrai qu'ils relèvent de l'analyse et n'apportent pas de nouvelles données expérimentales. Je fais alors remarquer à Linfa Wang que la référence sur l'origine de Sars-CoV-2 n'est aussi qu'un article d'opinion. Une opinion qui s'est imposée comme la norme en affirmant de façon péremptoire que cette origine était forcément naturelle. Je satisfais aussi la demande de données nouvelles de M. Wang, en lui soumettant pour un nouvel avis les articles d'Alina Chan et de Nikolai Petrovsky, qui ont chacun apporté des données inattendues sur les caractéristiques d'un virus étonnamment adapté à l'humain et se sont vu tous deux refuser la publication. Linfa Wang n'a apparemment rien à en dire, il ne me répondra pas. Dommage, car il fait partie des «grands scientifiques» dont parlait Christian Bréchot, ceux que le Global Virus Network avait interrogés en constatant «leur accord complet» sur le fait que «le virus ne peut pas avoir été fabriqué».

De plus en plus de scientifiques considèrent pourtant qu'un virus comme Sars-CoV-2 aurait pu être sinon fabriqué du moins amélioré, rendu plus infectieux en s'attachant à le doter ici ou là de quelques morceaux de séquences génétiques augmentant ses facultés lors de recherches expérimentales. De quoi exaspérer la virologue Branka Horvat qui se positionne clairement sur la ligne adoptée par Linfa Wang et le Global Virus Network. «On cherche quel laboratoire serait capable de faire ce virus, mais on oublie que le plus puissant des laboratoires, c'est la nature, déplore la directrice de recherche à l'Inserm. C'est là que les choses se passent depuis des millions d'années!» Avec une évolution pleine de surprises et des mécanismes biologiques aux potentialités extraordinaires, comme le rappelle mon interlocutrice. «Sars-CoV-2 est un exemple type des capacités évolutives des coronavirus, renchérit le virologue Meriadeg Le Gouil. Ils circulent dans la faune sauvage, passent souvent à des espèces domestiques et finissent par infecter l'Homme. C'est toujours le même mécanisme. Alors on ne peut pas exclure que ce virus soit le fruit d'un travail de laboratoire, mais les gens qui pensent ça vont rarement dans la nature et n'ont pas une idée très concrète de ses possibilités.» D'ailleurs, si notre coronavirus est apparu particulièrement adapté à l'Homme, cela pourrait être tout simplement parce qu'«on trouve souvent des choses étonnantes chez les virus, ajoute Yves Gaudin, lui aussi virologue au CNRS. Il ne fait pour moi aucun doute que Sars-CoV-2 est d'origine naturelle. Il est très proche de coronavirus de chauves-souris et de pangolins, certes pas assez pour que l'on connaisse aujourd'hui l'animal qui l'a transmis à l'Homme, mais on est aussi très loin de connaître tous les nouveaux virus. Je dirai juste que celui-là semble avoir eu une ou deux recombinaisons très bienvenues pour lui. » Aussi intrigantes soient-elles, les mutations de Sars-CoV-2 pourraient effectivement être complètement naturelles. Mais à l'heure où j'écris ces lignes, le conditionnel est toujours de mise.

Dans un article publié en août 2020 dans *Médecine/sciences,* Étienne Decroly et quatre autres chercheurs proposent une analyse phylogénétique qui compare les génomes de Sars-CoV-2 et ceux des virus qui en sont le plus proches. Elle montre que des recombinaisons semblent avoir eu lieu dans trois zones, notamment celle du RBD. « On y observe un net décrochage de la similarité des génomes qui s'explique probablement par une recombinaison d'un virus similaire à RaTG13 avec un autre dont le RBD serait proche de celui de Sars-CoV-2 et pourrait être son ancêtre proximal, indique Étienne Decroly. Mais cela ne nous dit pas où cette recombinaison aurait eu lieu. On sait seulement que ce genre de mutation arrive fréquemment dans cette partie du génome et peut permettre le franchissement d'une barrière d'espèce. Cela aurait pu se passer entre deux chauves-souris, entre une chauve-souris et un autre animal comme le pangolin, dans des élevages de petits carnivores ou en laboratoire. » Pour être fixé sur les conditions d'une telle recombinaison, il faudrait trouver les animaux en question ou les données de laboratoires décrivant les virus ayant pu être utilisés lors d'expériences, comme des passages en série avec des animaux ou des cellules en culture visant à provoquer des processus de mutation. Sars-CoV-2 aurait-il pu acquérir ainsi son RBD si proche de celui d'un virus de pangolin ? Impossible, selon Linfa Wang. « On peut faire des passages en série, mais combler une différence de 4 % dans un génome de 30 000 bases en demanderait beaucoup trop et on n'y parviendrait jamais, certifie le chercheur, qui fait référence à la distance génétique entre Sars-CoV-2 et son plus proche parent connu, RaTG13. Pour obtenir les 1 200 bases différentes, cela exigerait énormément de mutations dans un processus impliquant une multitude d'essais et d'erreurs, donc des années et des années pour une expérience qui coûterait beaucoup trop cher ! »

En culture cellulaire, cela prendrait en effet entre trois et trente ans, sachant que l'« on considère qu'il y a de 0,1 à 1 mutation par génome répliqué et qu'une réplication prend une demi-journée à un jour », m'indique le spécialiste de l'évolution des génomes Guillaume Achaz. L'utilisation d'un produit mutagène comme l'antiviral Remdesivir pourrait toutefois accélérer le processus, mais surtout : pourquoi limiter le champ des possibles ? Sars-CoV-2 ne provient pas forcément de RaTG13. C'est le virus connu le plus proche, mais d'autres pourraient l'être davantage sans qu'on ne les connaisse aujourd'hui. Qui sait si un laboratoire étudiant les coronavirus n'en détient pas un qui aurait pu servir à des expériences, et pourquoi pas même un Sars-CoV-2 collecté et conservé pour des recherches non encore publiées ? « Personne n'avait ce virus, car n'importe quel laboratoire qui parvient à en isoler un de ce type va le soumettre immédiatement à *Nature*, la recherche étant une grande compétition, objecte à nouveau Linfa Wang. Isoler un coronavirus de chauve-souris est très difficile, on n'y arrive généralement pas et le WIV n'a d'ailleurs réussi à le faire que deux ou trois fois. Ils ont beaucoup de virus au congélateur et de séquences, mais très peu de virus vivants, et tous ceux-là ont été publiés. » RaTG13 n'en fait d'ailleurs pas partie et aucun ne serait assez proche de Sars-CoV-2 pour avoir éventuellement servi de squelette lors d'une hypothétique conception. Linfa Wang reprend ici un argument de Kristian Andersen : on ne connaît pas de virus qui aurait pu permettre l'élaboration d'un Sars-CoV-2 créé en laboratoire. Et, affirme Linfa Wang, s'il en existait un vivant, il serait nécessairement publié, car isoler un virus constitue immanquablement un exploit digne de publication dans les revues les plus prestigieuses.

Sauf qu'il n'y a pas besoin de disposer d'un de ces rarissimes coronavirus isolés pour en façonner un nouveau. C'est ce que m'apprend la biologiste moléculaire Alice Lebreton. « Il est beaucoup plus facile de synthétiser un virus que de l'isoler, m'explique la responsable de l'équipe "Infection et devenir de l'ARN" à l'Institut de biologie de l'École normale supérieure. En partant d'un échantillon fécal de chauve-souris, on va d'abord reconstituer la séquence du virus qui s'y trouve. Ensuite, en identifiant l'enzyme adapté, on peut partir de cette séquence pour faire un ARN et obtenir un virus de synthèse. Si l'on est habitué et que l'on a mis au point le bon protocole, cela peut aller vite et le virus obtenu ne se distingue pas du virus naturel.» Un article paru en mai 2020 dans *Nature* montre qu'une équipe suisse est parvenue à générer des clones synthétisés de Sars-CoV-2 en seulement une semaine. Je découvre que les avancées technologiques réalisées ces dernières années rendent très relatives les deux objections de Linfa Wang. En prime, comme le précise Alice Lebreton, «si un isolat de virus représente en soi un résultat qui justifie une publication, ce n'est pas le cas pour la création d'un virus de synthèse qui n'apporte par lui-même rien d'intéressant. Il faut lui ajouter quelque chose, par exemple une fonction, pour apporter de la connaissance au terme d'expériences qui peuvent durer longtemps. Il peut tout à fait normalement se passer des années après qu'il a été synthétisé avant de le voir apparaître dans une publication.»

Voilà qui rouvre le catalogue des possibilités artificielles pour Sars-CoV-2 que Linfa Wang semble vouloir limiter aux trois virus isolés par le WIV, le laboratoire de Zhengli Shi, alors que ce n'est pas le seul endroit d'où le virus aurait pu sortir. Il faudrait, pour découvrir l'étendue de ce possible, avoir accès aux bases de données de tous les laboratoires travaillant sur des coronavirus et susceptibles d'en synthétiser. On verrait alors toutes les séquences disponibles et si l'une d'entre elles contient les caractéristiques les plus marquantes de Sars-CoV-2, comme son RBD façon pangolin et son site furine que Linfa Wang reconnaît «*very unique for Sars coronavirus*».

Venons-en donc au site de clivage à la furine qui semble doter Sars-CoV-2 d'une remarquable capacité d'infection et dont la provenance est inexpliquée. De quoi alimenter les suspicions. Pour le microbiologiste Alexis Génin, ce site furine est « une véritable insertion, pourtant assez improbable car on n'en a jamais vu de similaire chez ce type de coronavirus. J'ai du mal à le voir comme quelque chose de naturel car ce bloc de nucléotides est trop gros pour que sa présence se comprenne selon un schéma explicatif simple ». Cette portion de séquence génomique est en effet constituée de douze nucléotides qui codent quatre acides aminés, dont deux fois consécutives avec le codon CGG. Un codon plutôt rare, tant chez Sars-CoV-2 que chez RaTG13, qui se retrouve donc doublé de façon là aussi unique dans cette partie du génome du responsable du Covid-19 dont l'importance a pu être observée dès lors qu'un hôte est infecté. « Quand le Sars-CoV-2 est cultivé en cellules de rein de singe qui sont celles communément utilisées en laboratoire, le site furine est instable et le virus le perd fréquemment, note Étienne Decroly. En revanche, il est toujours conservé dans les virus circulant chez l'Homme et, quand on le supprime sur des modèles animaux comme le hamster, on constate que le virus devient beaucoup moins pathogène, ce qui montre son rôle prépondérant. »

Mais d'où viennent ces douze nucléotides ? Étienne Decroly reste toujours éminemment factuel, sans jamais extrapoler ou préjuger de ce qui a pu se passer, ce qui l'amène à tout envisager et à constater qu'on manque encore de données pour trancher. Il fut pourtant l'un des premiers à repérer l'insertion de ce site furine doté de codons peu courants qui constitue en fait l'argument majeur de ceux qui envisagent Sars-CoV-2 comme le produit d'un travail de laboratoire. C'est que si l'on souhaitait rendre plus infectieux un virus pour étudier le comportement d'un pathogène potentiellement dangereux, ce genre d'ajout aurait été approprié. D'autant qu'on le fait depuis longtemps ! Dans un excellent article du quotidien espagnol *El País* consacré au site furine de Sars-CoV-2, j'ai appris qu'une équipe américaine, menée par Jack Nunberg, directeur du Centre de biotechnologie de l'université du Montana, avait dès 2006 inséré un site furine dans

Sars-CoV, ou plus exactement dans un plasmide d'expression de la protéine Spike du virus, une sorte de réplique non virale. La publication de l'époque en atteste, en observant que l'apport du clivage à la furine « potentialise l'activité de la fusion membranaire ». J'écris à Jack Nunberg pour en apprendre plus sur ce genre de pratique et savoir si elle pourrait avoir été originellement employée sur un virus comme Sars-CoV-2. « N'importe qui de nos jours peut insérer un site furine (ou quoi que ce soit) dans n'importe quel système de génétique inverse pour générer un virus recombinant, me certifie le chercheur américain. Et une fois que le virus réplique, il est impossible de savoir comment il a été dérivé. Alors je ne sais pas si les Chinois l'ont fait ou pas pour Sars-CoV-2, mais il n'y a aucune preuve convaincante à ce sujet. » C'est vrai, qu'il s'agisse des Chinois ou de qui que ce soit. Quant aux caractéristiques si particulières de Sars-CoV-2 relevées par le premier article du consortium Sacred, Jack Nunberg ne leur accorde pas trop d'importance et estime que ses auteurs « les signalent comme inhabituelles parce que nous pensons savoir ce qui est habituel ».

Je me dois de garder en tête que la nature est imprévisible et pleine de potentialités insoupçonnées. Sans oublier en même temps que les laboratoires disposent d'outils qui leur permettent d'imiter le naturel, en ne laissant aucune trace de leur manipulation sur un virus, et cela sans même forcément chercher à cacher quoi que ce soit, la réplication naturelle reprenant son cours comme si de rien n'était une fois que le virus a vu une de ses fonctions être améliorée. L'énigme serait-elle insoluble ? « On peut toujours chicaner sur l'insertion du site de clivage polybasique qui améliore l'infectiosité, m'a lancé Yves Gaudin, alors que j'interrogeais ce virologue du CNRS. Mais une insertion comme celle-là, on en a déjà vu, comme le décrit un article publié en juin 2020. » Je m'empresse de consulter cette publication réalisée par une équipe chinoise et Edward Holmes. Elle annonce la découverte d'un « nouveau coronavirus de chauve-souris étroitement lié au Sars-CoV-2 [qui] contient des insertions naturelles au site de clivage S1/S2 de la protéine Spike». Le virus en question, RmYNO2, a été récupéré pendant une collecte effectuée en 2019 dans la province du Yunnan. Son génome présente 93,3 % d'identité avec Sars-CoV-2, ce qui en fait le second parent le plus proche après RaTG13, qui diverge grandement au niveau du RBD avec seulement 61,3 % d'identité. Les auteurs de l'article écrivent surtout que ce RmYNO2 a en commun avec Sars-CoV-2 «l'insertion de plusieurs acides aminés au site de jonction des sous-unités S1 et S2 de la protéine Spike», là où se situe le site furine. Ils y voient «une preuve solide que de tels événements d'insertion peuvent se produire naturellement dans les betacoronavirus animaux». L'insertion ne concerne pas quatre mais trois acides aminés, avec un trou dans ce bloc qui n'en est donc pas un. Il ne constitue pas non plus un site de clivage à la furine et ne serait même pas une insertion, d'après Rossana Segreto et Yuri Deigin, le duo du collectif Drastic.

Dans une prépublication de décembre 2020, Segreto et Deigin relèvent que l'article chinois ne fournit pas d'alignement de nucléotides entre RmYNO2 et les souches de virus les plus étroitement apparentées au niveau de la région de ladite insertion. Ils en ont donc effectué un et en concluent que «RmYNO2 ne contient pas d'insertion à la jonction S1/S2 par rapport à ses plus proches parents au niveau nucléotidique, mais plutôt une délétion de six nucléotides». Il y a en effet un autre trou signalant un acide aminé manquant juste à côté du non-bloc. La fameuse insertion de trois acides aminés revendiquée serait ainsi «plus susceptible d'être le résultat de mutations». «Je partage cet avis car, en refaisant les analyses avec les outils usuels d'alignement de séquence, on ne détecte aucune insertion mais juste une diversité de nucléotides courante dans beaucoup de virus au niveau de la jonction entre S1 et S2», me confirme Étienne Decroly quand j'évoque ces travaux. Et malgré cette apparente volonté d'utiliser RmYNO2 pour banaliser l'insertion du site furine, «le Sars-CoV-2, avec son insertion de douze nucléotides à la jonction S1/S2, reste unique parmi ses parents sarbécovirus», rappellent Rossana Segreto et Yuri Deigin. Ce qui ne nous dit toujours pas d'où il vient.

«On a une chaîne cassée dont il manque un maillon, résume avec justesse Étienne Decroly. D'un côté, il y a RaTG13, le coronavirus le plus proche de Sars-CoV-2, qui est probablement plus un cousin qu'un ascendant direct. De l'autre, les premiers virus humains séquencés. Il faut attaquer le problème par les deux bouts en recherchant des patients ayant subi des pneumonies atypiques avant décembre 2019, et en cherchant la source animale et le virus, qui serait véritablement proximal. Cela revient à essayer de comprendre le trajet entre le Yunnan, où semblent se trouver les chauves-souris porteuses du coronavirus à l'origine du Sars-CoV-2, et Wuhan, où l'épidémie est apparue.» Bien que soit privilégiée l'hypothèse d'un hôte intermédiaire comme lors des précédentes épidémies du Sras et du Mers, des chauves-souris peuvent avoir contaminé directement les Hommes. Deux études réalisées sur des habitants du Yunnan attestent de cette possibilité. L'une a trouvé chez 2,7 % des participants des anticorps de Sars-CoV, l'autre chez 0,6 %, avec une population bien plus importante qui ne vivait plus forcément à proximité immédiate des chauves-souris. Cette seconde étude avait également un groupe témoin, des personnes vivant à Wuhan, chez lesquelles aucun anticorps n'a été trouvé, ce qui témoigne que cette ville n'était pas prédisposée naturellement à devenir le foyer d'une infection. Dans le centre de virologie de Zhengli Shi, on a en revanche étudié des coronavirus de chauves-souris dont le domaine de liaison s'avérait compatible aux récepteurs de cellules humaines susceptibles de les infecter, montrant là aussi qu'une contamination directe par ces mammifères ailés ne pouvait être exclue.

Une recherche est à mener, aux deux bouts de cette chaîne cassée, qui pourrait conduire à découvrir des séquences génétiques de virus ayant acquis à des moments clés les atouts apparemment maîtres de Sars-CoV-2, son RBD très adapté à l'Ace2 humain et son site furine qui accroît son pouvoir d'infection. Mais l'investigation devrait aussi s'attacher à comprendre comment le virus aurait parcouru les 1 500 kilomètres qui séparent le sud de la Chine de la capitale de la province du Hubei. Et comme aucun signe du virus n'a été relevé chez l'Homme ou chez des animaux entre ces deux lieux avant l'apparition de l'épidémie, me revient à l'esprit le lien bien établi entre Wuhan et les chauves-souris grâce aux multiples collectes dans leurs grottes, organisées par ceux qui mènent des recherches sur les coronavirus en Chine et dans le monde. Des laboratoires où on les étudie et où on peut les faire évoluer pour tenter de comprendre leur pouvoir de nuisance, et ainsi anticiper des mutations qui les rendraient plus pathogènes afin de s'en prémunir. « À Wuhan, ils travaillaient sur des vaccins contre les coronavirus dans une logique de prévention et de réponse, me confirme l'épidémiologiste Maureen Miller, qui fut à l'initiative des deux études sur les anticorps des populations du Yunnan menées avec le WIV et Peter Daszak. Shi avait beaucoup de coronavirus dans son catalogue et pouvait tester quelle médication pourrait fonctionner sur ce type de virus. Je n'en connais pas le détail mais je sais que c'est le genre de travail sur lequel elle se concentrait. » Ce qui m'amène à une spéculation, que Maureen Miller qualifierait sans aucun doute de théorie du complot…

Un vaccin en cours d'élaboration pourrait-il avoir fuité d'un laboratoire de Wuhan? C'est une piste de réflexion que suivent actuellement certains membres de Drastic, dont Rossana Segreto. La biologiste en a fait état le 3 octobre dernier sur Twitter, avec un long *thread*, une série d'une trentaine de tweets assortis de multiples liens vers des articles scientifiques. La chercheuse italienne de l'université d'Innsbruck y décrit une série de caractéristiques de Sars-CoV-2 lui faisant penser qu'il pourrait être le fruit de recherches vaccinales ayant mal tourné. L'idée aurait été de créer un vaccin vivant atténué, dont le principe est d'infecter l'hôte avec moins de virulence qu'un virus pour seulement déclencher une réponse immunitaire[1]. C'est le principe utilisé pour des vaccins comme ceux contre la varicelle, la fièvre jaune ou le trio rougeole/oreillon/rubéole. Selon Rossana Segreto, le génome de Sars-CoV-2 semble porter la signature d'une forme d'atténuation qui se retrouverait sur plusieurs de ses protéines. Elle note que des mutations observées dans la protéine Spike autour du site furine « ont été utilisées dans le passé comme stratégie pour atténuer les virus par désoptimisation des codons ». Le faible nombre d'un type de dinucléotides (molécules composées de deux nucléotides) dans l'ensemble du génome, associé à leur accumulation dans certaines zones, pourrait aussi permettre une réponse immunitaire vers la Spike d'un virus par ailleurs atténué. D'autres points la confortent dans cette possibilité d'une volonté d'atténuation de ce virus connu pour ses infections très souvent asymptomatiques et elle n'exclut pas que « la séquence originale codant pour le site de clivage furine [ait] été conçue pour être inactive, mais [qu'elle ait] muté pendant la transmission d'homme à homme ». Dans notre échange d'e-mails, Rossana Segreto me confie : « Nous spéculons que Sars-CoV-2 puisse s'être échappé dans une phase de test précoce, avant d'être totalement atténué, stable et sûr pour être utilisé. » Elle ajoute que RaTG13 présenterait aussi des caractéristiques pouvant suggérer qu'il résulte d'une autre recherche vaccinale et m'indique que trois chercheurs en pharmacie indiens ont publié, en octobre 2020, un article présentant des « perspectives d'utilisation du sarbécovirus RaTG13 comme vaccin candidat contre le Covid-19 ».

1. Comme le rappelle le site vaccination-info-service.fr, il existe deux grands types de vaccins : les vaccins vivants atténués et les vaccins inactivés. Les premiers sont constitués de germes (virus, bactérie) vivants qui ont été modifiés afin qu'ils perdent leur pouvoir infectieux en gardant leur capacité à induire une protection chez la personne vaccinée. Les vaccins inactivés ne contiennent pas d'agents infectieux vivants, ils sont constitués soit d'un fragment de cet agent, soit de la totalité de l'agent infectieux mais inactivé, soit encore d'une toute petite partie seulement d'un virus, une protéine ou son acide nucléique comme son ARN ou son ADN, une technique utilisée pour certains vaccins contre le Covid-19.

Dans son *thread*, Rossana renvoie aussi à des publications sur un type de vaccin effrayant, destiné à s'autopropager, comme un virus. Il servirait à se prémunir des zoonoses en vaccinant des animaux sauvages susceptibles de nous transmettre des virus. L'inoculation de ce type de vaccin contagieux à quelques-uns d'entre eux pourrait immuniser leur espèce et couper ainsi la route vers l'Homme. Un article de deux biologistes de l'université de l'Idaho, paru dans *Nature Ecology and Evolution* en juillet 2020, explique cette stratégie et annonce que « nous sommes maintenant sur le point de commencer à développer des vaccins auto-disséminés ciblant un large éventail d'agents pathogènes humains ». Je n'en reviens pas. Des scientifiques envisagent très sérieusement de lâcher dans la nature des virus-vaccins, en s'attachant naturellement à « minimiser le risque de conséquences involontaires », comme le précisent les deux biologistes. Rossana Segreto se demande si « le Sars-CoV-2 aurait pu être en passe de devenir un vaccin auto-propagateur pour les humains mais aussi les animaux, étant donné la large affinité pour la liaison de l'Ace2 chez plusieurs espèces, notamment d'élevage. Le vison aurait été une bonne cible et on peut aussi considérer les chauves-souris ». La biologiste italienne invite ainsi dans son *thread* à ne pas « sous-estimer le risque qu'un vaccin inachevé ait pu fuir pendant les tests sur des modèles animaux, par exemple une infection des travailleurs de laboratoire ou une élimination inappropriée des déchets ».

Évidemment, tout ceci est spéculatif. Mais les caractéristiques de Sars-CoV-2 et des recherches menées dans certains laboratoires ne permettent pas de l'écarter *a priori*. Et finalement, n'aurait-on pas été un peu expéditif avec la théorie de Luc Montagnier ? « En pensant à un vaccin, il a pu avoir une bonne intuition, même si un vaccin concernerait plutôt les coronavirus que le VIH », estime Rossana Segreto. Et comme pour continuer à m'entraîner sur une pente glissante, elle m'envoie maintenant le lien d'un article d'un virologue australien, publié dernièrement sur le site *The Conversation*, qui annonce qu'un essai du vaccin contre le Covid-19 de l'université du Queensland a été interrompu car des participants ont été testés positifs au VIH. Ce vaccin contenait un extrait de protéine du VIH, une chaîne de quatre-vingts acides aminés insérée par une technique de pinces moléculaires afin d'obtenir une meilleure stabilité et une réponse immunitaire plus protectrice. Cela ne risquait en aucun cas de provoquer une infection par le virus du Sida, mais cela explique ces tests positifs. Pour éviter une anxiété inutile des vaccinés, l'Australie a décidé d'annuler ses commandes et de se rabattre sur le vaccin Oxford/AstraZeneca, garanti sans VIH. L'anecdote prouve que le virus du sida pouvait bien être utilisé pour confectionner un vaccin, comme le pensait Luc Montagnier. Et s'il avait vu juste ? Le seul fait de poser la question risque de m'attirer l'étiquette d'affreux complotiste…

Je m'en ouvre à Étienne Decroly. « Si des insertions de VIH avaient été effectuées dans Sars-CoV-2, on aurait eu ce type de réaction et les personnes infectées par le virus auraient été positives aux tests VIH, or ce n'est pas le cas », me rassure le chercheur depuis Marseille. Les petits bouts de séquences mises en avant par le professeur Montagnier ne proviendraient pas de ce virus qui lui a valu un prix Nobel car ils ne manifestent pas sa présence. Avec le bio-informaticien Jacques van Helden et trois autres coauteurs, dont l'expert en phylogénie Didier Casane, Étienne Decroly l'a d'ailleurs démontré autrement dans l'article qu'ils ont publié dans *Médecine/sciences*. « Les critiques contre Montagnier ne lui opposaient comme arguments que des analyses statistiques, indiquant que la présence de fragments du VIH était très improbable car ses insertions supposées pouvaient avoir une origine naturelle autre, me rappelle le virologue. Ce n'était pas vraiment satisfaisant, alors nous avons étudié la question avec des approches de bio-informatique et de phylogénie moléculaire pour essayer de trouver quelle pouvait être l'origine de ces quatre insertions. » Didier Casane a apporté sa connaissance en phylogénétique. Pour une meilleure précision et éviter les erreurs que peuvent susciter les nombreuses recombinaisons qui ont fait l'histoire d'un virus, Casane a suggéré de segmenter l'étude sur des zones incluant quarante nucléotides à droite et à gauche de chaque insertion pour trouver son histoire propre. Résultat de l'analyse : ces insertions seraient apparues indépendamment à des moments différents de l'histoire du Sars-CoV-2, et trois d'entre elles se retrouvent chez des virus de chauves-souris et de pangolins dans lesquels personne n'a dû avoir la possibilité d'aller insérer du VIH[2]. Reste la dernière insertion, celle qui « est clairement récente, m'assure Didier Casane. Et c'est la seule dont on n'a pas pu trouver une existence naturelle dans un autre virus ». Et devinez quelle est cette insertion ? Un indice : sa présence demeure aussi intrigante qu'essentielle. Allez, un autre : elle est constituée de douze lettres dont le quotidien espagnol *El País* a dit qu'elles avaient changé le monde car, sans elles, on aurait pu échapper à une pandémie. Vous avez deviné : il s'agit du site de clivage à la furine. Ce cauchemar des cellules que l'on n'avait jamais trouvé chez un coronavirus de type Sars, mais que n'importe qui, ou presque, aurait pu insérer dans un virus au risque d'en faire un tueur.

---

2. J'ai sollicité Luc Montagnier et Jean-Claude Perez pour leur demander de réagir à cette étude qui réfute leurs hypothèses, sans retour de leur part.

6. Manipulations en laboratoire

Bien que les particularités de Sars-CoV-2 puissent tout à fait résulter de l'évolution naturelle d'un coronavirus venant des chauves-souris, elles invitent à se pencher sur une autre possibilité renvoyant vers des laboratoires où l'on cherche à recombiner et à manipuler des génomes. Des expériences dites « de gains de fonction » qui pourront doter des virus de nouvelles facultés et les rendre plus infectieux, par exemple en insérant un site furine. Le but de ceux qui mènent ces expériences n'est évidemment pas de créer de nouvelles maladies ni de jouer aux apprentis sorciers en essayant de concevoir des pathogènes aussi dangereux que possible. Heureusement, même si Linfa Wang nous a rappelé que la recherche scientifique était une compétition, aucun chercheur ne participe à une épreuve dont le vainqueur serait celui qui… a concocté le virus le plus mortel. Non, les gains de fonction viseraient plutôt à prévoir l'avenir des microbes, notamment celui des virus, en anticipant leur évolution, donc leurs mutations. En en provoquant plus ou moins artificiellement, on veut comprendre ce que pourraient devenir ces virus et, quand il s'agit de pathogène à potentiel pandémique, savoir ce qui leur permettrait de l'exprimer, pour s'y préparer et trouver des moyens de faire face. Ce à quoi s'attelaient certains des protagonistes de ce livre. L'un d'entre eux, et non des moindres puisqu'il s'agit de Peter Daszak, en a ainsi parlé très naturellement lors d'un dialogue public, le 9 décembre 2019, alors qu'à Wuhan l'épidémie de Covid-19 avait démarré, sans être encore repérée.

La scène, filmée, se déroule à Singapour. Vincent Racaniello, professeur de virologie à l'université Columbia, interroge Peter Daszak, autre résident de New York, pour TWiV. Contrairement à ce que cette dénomination pourrait suggérer, ce n'est pas la télé de l'Institut de virologie de Wuhan mais la chaîne YouTube du professeur Racaniello, qui propose un podcast vidéo hebdomadaire dont le sigle signifie *This Week in Virology*. Il est enregistré cette semaine-là dans la cité-État asiatique à l'occasion d'une conférence internationale sur le virus Nipah organisée par le *Duke-NUS Medical School*, où un programme sur les maladies infectieuses émergentes est dirigé par Linfa Wang, que saluent les deux scientifiques. Peter Daszak raconte comment il s'attache à trouver et à collecter avec son ONG EcoHealth Alliance des virus présents dans la faune sauvage afin d'étudier leurs interactions potentielles avec l'espèce humaine. L'entretien approche de sa fin quand Vincent Racaniello relève que l'on dénombre de nombreux coronavirus contre lesquels vaccins et antiviraux sont inefficaces et demande ce qu'il conviendrait de faire. Peter Daszak lui répond alors que les coronavirus sont «*pretty good*», non pas pour leur infectiosité bien sûr, mais pour ce qu'il est justement possible de faire avec. «On peut les manipuler dans un laboratoire assez facilement, explique le président d'EcoHealth Alliance. C'est la protéine Spike qui est à l'origine d'une grande partie des risques liés aux zoonoses. Vous pouvez donc obtenir la séquence, construire la protéine – nous travaillons avec Ralph Baric à l'université de Caroline du Nord pour faire ça – et l'insérer dans le squelette d'un autre virus pour faire du travail en laboratoire. Ainsi, vous pouvez devenir plus prédictif.» Ou du moins le supposer, grâce à l'expérience de gain de fonction que Peter Daszak vient de décrire : l'ajout d'une protéine Spike de coronavirus de chauve-souris à un squelette de virus déjà connu pour voir ce que la chimère donnera et éventuellement constater une infectiosité sur des cellules humaines. Daszak déclare travailler avec Ralph Baric, le spécialiste mondial des coronavirus, de leur synthèse et de leur manipulation, mais il ne s'appesantit pas sur les lieux où ce type de confection pourrait être réalisé et étudié. Via EcoHealth Alliance, il collabore avec différents laboratoires à travers le monde et la manipulation présentée comme relativement facile doit être à la portée de plusieurs d'entre eux, dont l'Institut de virologie de Wuhan où opère Zhengli Shi. Laquelle a travaillé à plusieurs reprises avec Ralph Baric. N'ont-ils pas créé ensemble un virus chimère d'une façon assez comparable à ce que vient de décrire Peter Daszak?

En 2018, le WIV programmait un projet que devait diriger un certain Hu Ben, un jeune chercheur qui a cosigné une quarantaine d'articles depuis 2013, la plupart avec Zhengli Shi. Billy Bostickson, le porte-parole de Drastic, évoque sur son compte Twitter, le 8 janvier 2021, ledit projet qui dépend du WIV et de l'Académie chinoise des sciences, d'après le site de la Fondation des sciences naturelles de Chine qui le mentionne sous l'intitulé: «Pathogénicité de 2 nouveaux CoVs liés au Sras de chauve-souris chez des souris transgéniques exprimant l'Ace2 humain». Tel était donc le programme. Mais «à quoi ces deux nouveaux CoVs ont-ils servi?», demande Bostickson. Rien ne le signale dans les publications de Hu Ben en 2019 et 2020, mais un autre tweet de Peter Daszak, datant du 21 novembre 2019, pourrait nous éclairer à ce sujet. Le président d'EcoHealth Alliance répond au virologue britannique Andrew Rambaut qui vient de poster sur le réseau social une cinglante remise en question de l'utilité du travail de l'organisation américaine: «Plus nous cherchons, plus nous trouvons de nouveaux virus. Le problème est que nous n'avons aucun moyen de savoir ce qui peut être important ou ce qui peut émerger. Il n'y a essentiellement rien que nous puissions faire avec ces informations pour empêcher ou atténuer les épidémies.» Comme piqué au vif, Daszak rétorque: «Ce n'est pas vrai. Nous avons fait de grands progrès avec les CoVs liés au Sras de chauve-souris, avec l'identification de plus de 50 nouvelles souches, le séquençage des gènes de protéines Spike, l'identification de celles qui se lient aux cellules humaines, l'utilisation de virus recombinants avec des souris humanisées pour voir des signes du Sras et montrant que certains ne répondent pas aux anticorps monoclonaux, aux vaccins…» Daszak ne nous dit pas vraiment en quoi ce travail permet d'empêcher ou d'atténuer une épidémie, mais vous l'avez noté : l'utilisation de coronavirus recombinants avec des souris transgéniques humanisées pour observer les symptômes d'un syndrome respiratoire aigu et l'efficacité de traitements face à leur pathogénicité, voilà qui pourrait correspondre au projet mené par Hu Ben et relever d'une expérience de gain de fonction dans laquelle on aurait fait se combiner des virus pour obtenir une Spike susceptible d'infecter des cellules humaines ou, en l'occurrence, des cellules humanisées chez des souris. Un type d'expérience qui pose question et mérite que l'on y prête attention.

La pratique des gains de fonction a suscité une polémique au début des années 2010, après que deux virologues eurent produit des virus de la grippe aviaire H5N1 génétiquement modifiés : Ron Fouchier au Pays-Bas et Yoshihiro Kawaoka aux États-Unis, qui tous deux ambitionnaient de mettre au point un vaccin. Ils ont provoqué des mutations sur H5N1, par des techniques de génie génétique, associées chez Fouchier à des passages en série sur des furets de laboratoire. Le virus ainsi créé a acquis la capacité de se transmettre entre ces mammifères dont le système respiratoire et les récepteurs Ace2 sont les plus proches de ceux de l'Homme, « aussi facilement qu'une grippe normale », donc y compris par les moyens aérosols les plus disséminants que sont les gouttelettes des postillons ou des éternuements, dixit Ron Fouchier. L'affaire fit grand bruit et le magazine *Science et Avenir* annonça même en couverture de son numéro de février 2012 : « On a créé le virus le plus dangereux du monde ». Rappelons que H5N1 provoque une mortalité approchant les 50 % chez ses infectés, soit entre cinquante et cent fois plus que Sars-CoV-2, et qu'il n'était jusqu'ici pas transmissible entre humains, à la grande différence du virus du Covid-19. En greffant cette nouvelle faculté de contagion à H5N1, Fouchier et Kawaoka ont engendré des virus dotés d'un énorme potentiel mortel et une fuite accidentelle de leurs laboratoires aurait pu provoquer une hécatombe. C'est pourquoi le 20 décembre 2011, le conseil national consultatif américain en matière de biosécurité (NSABB) s'est opposé à la publication intégrale des travaux des deux équipes par crainte d'une utilisation terroriste. Le débat fut houleux et divisa la communauté scientifique, certains chercheurs considérant ce genre d'expériences beaucoup trop risquées, tandis que d'autres soutenaient une recherche innovante, comme Anthony Fauci, aujourd'hui conseiller santé de Joe Biden, comme il le fut des six derniers présidents des États-Unis. Cet éminent immunologue, qui a dirigé pendant quarante ans l'Institut national des allergies et des maladies infectieuses, se fend d'un éditorial dans le *Washington Post*, le 30 décembre 2011, où il plaide pour « un risque de virus grippal qui vaut la peine d'être pris » en estimant que « des informations importantes peuvent provenir d'un virus potentiellement dangereux généré en laboratoire ». À la même époque, l'OMS tient une conférence mondiale sur le sujet et, début 2012, Fouchier et Kawaoka acceptent de suspendre leurs travaux par un moratoire. En mars, le NSABB autorise la publication de leurs articles respectivement dans *Science* et *Nature*, après que les papiers eurent subi des modifications dans des parties techniques, afin de les rendre inutilisables par des esprits mal intentionnés.

« Avec les gains de fonction, on est dans ce que l'on qualifie de recherche duale, prévient le codécouvreur des virus géants Jean-Michel Claverie. Car ce genre d'expérience apporte des moyens de progresser dans la connaissance, mais aussi la possibilité d'une mauvaise utilisation pour qui voudrait s'en servir pour nuire. » Le risque de double usage a donc été très encadré pour éviter que la recherche biologique ne serve à des fins militaires ou terroristes, mais il y a toujours la possibilité d'un accident de laboratoire qui incite certains scientifiques à prôner une prudence synonyme d'abstinence avec des pathogènes dont les gains de fonction présenteraient un risque trop élevé.

En janvier 2013, Ron Fouchier et Yoshihiro Kawaoka décident toutefois de lever le moratoire qu'ils s'étaient imposés et reprennent leurs recherches dans le respect d'une réglementation renforcée. Les NIH, les instituts de santé américains en charge de la recherche biomédicale, ont annoncé dès février 2012 la mise en place d'une nouvelle procédure d'évaluation de la dangerosité des études sur le H5N1, dont un examen plus approfondi des risques et des bénéfices de ces recherches avant tout financement. L'OMS a également émis, en juillet 2012, des directives concernant des mesures de contrôle des risques applicables à chaque recherche effectuée sur le virus de la grippe H5N1 et sa transmission entre êtres humains. Elles obligent, entres autres, à travailler dans des laboratoires de haute sécurité et à obtenir une autorisation gouvernementale. Mais le débat continue et s'organise en deux camps. D'un côté, le Groupe de travail de Cambridge, formé par l'épidémiologiste de Harvard Marc Lipsitch, qui publie le 14 juillet 2014 avec les 17 autres membres fondateurs sur un site Internet destiné à recueillir de nouvelles signatures[1] une déclaration estimant que « les expériences impliquant la création de pathogènes pandémiques potentiels devraient être réduites jusqu'à ce qu'il y ait eu une évaluation quantitative, objective et crédible des risques, des avantages potentiels et des opportunités d'atténuation des risques, ainsi qu'une comparaison avec des approches expérimentales plus sûres ». De l'autre côté, les partisans des gains de fonction se rassemblent dans le collectif Scientists for Science et répondent le 28 juillet par une autre déclaration mise en ligne sur son blog par Vincent Racaniello. Ces scientifiques s'y disent « convaincus que la recherche biomédicale sur les agents pathogènes potentiellement dangereux peut être effectuée en toute sécurité et est essentielle pour une compréhension globale de la pathogenèse, de la prévention et du traitement des maladies microbiennes ». Dans le monde, seulement quelques dizaines de chercheurs utilisent les gains de fonction avec des virus à potentiel pandémique, presque exclusivement financés par les NIH qui n'ont cessé depuis 2012 de

1. http://www.cambridgeworkinggroup.org/

maintenir leur soutien à ces expériences risquées. Mais, le 12 octobre 2014, la Maison-Blanche et Barack Obama virent de bord en décrétant un moratoire pour le financement de recherche sur des virus dangereux au pouvoir pathogène artificiellement augmenté.

Une série d'incidents survenus aux États-Unis a contribué à ce revirement. Durant l'été, se sont enchaînés plusieurs événements dans des laboratoires américains : une manipulation d'anthrax mal sécurisée, la contamination par un virus mortel d'un flacon contenant une grippe bénigne expédié d'un laboratoire à un autre, et on a découvert dans un congélateur des fioles de variole dont la détention est prohibée par un traité international. Lorsque la Maison-Blanche décide d'arrêter momentanément, sans en préciser la durée, les financements des recherches sur la grippe et les coronavirus de type Sars et Mers prévoyant des gains de fonction, deux infirmiers viennent par ailleurs d'être victimes d'une contamination accidentelle par Ebola, rappelant la difficulté de contrôler un virus mortel. L'administration américaine incite également les scientifiques, dont les travaux sont déjà financés, à les suspendre, sans toutefois aller jusqu'à les contraindre de le faire. « Cette décision inhibera considérablement notre capacité à répondre rapidement et efficacement aux futures épidémies de coronavirus de type Sars ou Mers, qui continuent de circuler dans les populations de chauves-souris et de dromadaires », écrit aux NIH Ralph Baric dans une lettre cosignée avec le professeur de microbiologie Mark Denison, autre expert en coronavirus. Les deux chercheurs y soutiennent que « les expériences GOF [nda : pour gain de fonction] sont un outil puissant et documenté pour comprendre les mécanismes pathogènes viraux, pour atténuer la pathogenèse virale et pour identifier de nouveaux paradigmes de causalité des maladies ». Notez que les gains de fonction n'atténuent pas le caractère pathogène d'un virus, au contraire ils l'accroissent, mais selon les auteurs de ce courrier, le danger proviendrait donc plutôt de l'interdiction de leur financement alors que « les coronavirus émergeant dans la nature n'observent pas de pause obligatoire». Ralph Baric ne fera lui non plus guère de pause et il continuera d'expérimenter les gains de fonction durant les deux années où le moratoire était censé s'appliquer, en utilisant les dotations publiques, comme le montre une longue enquête publiée début janvier 2021 par *New York Magazine*. «En 2015, le laboratoire de Baric a reçu 8,3 millions de dollars des NIH; en 2016, il a reçu 10,5 millions de dollars», indique son auteur, l'écrivain Nicholson Baker. Ralph Baric a pu mener ce type d'expérience en collaboration avec Zhengli Shi. L'article de *New York Magazine* rappelle leur publication commune de novembre 2015, dans laquelle un virus de type Sars humain adapté à des souris de laboratoire se voit insérer une protéine Spike d'un coronavirus de chauve-souris. La chimère se révèle capable d'infecter les souris, ce qui suggère selon les auteurs «un risque de réémergence du Sars-CoV à partir de virus circulant actuellement dans les populations de chauves-souris», sans qu'il y ait nécessairement besoin d'un hôte intermédiaire pour infecter l'Homme. Comme je l'ai déjà signalé, cette étude a suscité, dès sa publication, des critiques. Ainsi, le 12 novembre 2015, dans un article de *Nature* titré «Le virus artificiel de la chauve-souris suscite le débat sur la recherche risquée», le microbiologiste Richard Ebright regrette que «le seul impact de ce travail soit la création, dans un laboratoire, d'un nouveau risque non naturel». Mais en 2016, Ralph Baric publie un nouvel article sur ses recherches résultant de sa collaboration avec Zhengli Shi, qui lui a fourni de quoi constituer d'autres coronavirus chimères. Dans ces travaux réalisés grâce à huit subventions des NIH – l'incitation à ne pas utiliser les fonds déjà alloués avant le moratoire s'est avérée sans grand effet –, ces chimères montrent encore leur capacité d'infection et de réplication sur des cellules humaines *in vitro*, ainsi qu'*in vivo* chez des souris transgéniques humanisées sélectionnées par le laboratoire de Ralph Baric, dont des spécimens se retrouveront bientôt dans le laboratoire de Wuhan.

En se plongeant dans les activités de recherche des coronavirologues des quinze à vingt dernières années, Yuri Deigin a réalisé à quel point la création de chimères était une pratique courante dans leurs laboratoires. Cet entrepreneur russe en biotechnologie le raconte dans un article fleuve qui s'est vite répandu sur la Toile et l'a amené à intégrer le groupe Drastic. Publié en avril 2020 via la plateforme de blogging Medium, créée par un des cofondateurs de Twitter pour privilégier cette fois les contenus longs, ce papier décrypte avec brio et pédagogie la généalogie et les capacités de Sars-CoV-2 sous le prisme des expériences de gains de fonction. Yuri Deigin y revient sur l'histoire de ce type de recherche en relevant que, dès 1999, une publication du virologue hollandais Peter Rottier montrait que la création d'un coronavirus chimère pouvait permettre un franchissement de barrière d'espèce avec des cellules de félin. Mais le grand spécialiste des techniques de manipulations génétiques avec des virus de synthèse, c'est bien Ralph Baric. Il est celui qui créa, dès 2002, un clone de coronavirus, lançant une véritable course au synthétique. Zhengli Shi semble y entrer en 2007 avec la création de chimères de protéines Spike afin d'essayer de déterminer ce qui permet de passer d'une espèce à l'autre. Yuri Deigin s'étonne de la polémique suscitée par l'article publié par Ralph Baric et Zhengli Shi en 2015, vu leurs antécédents. Mais n'oublions pas le contexte de l'époque : le moratoire sur le financement des gains de fonction annoncé l'année précédente.

La chercheuse chinoise avait déjà collaboré avec des Américains, notamment en 2010, pour générer un vaccin vivant atténué « en manipulant rationnellement des mutations directement dans le génome d'un virus pandémique H1N1 », comme le précise la publication parue dans la revue *Vaccine*. Mais travailler avec Ralph Baric, le pape du coronavirus de synthèse, marque probablement une étape importante pour Zhengli Shi. Elle pourrait aussi s'inscrire dans une forme de compétition entre les deux chercheurs et la Chinoise va d'ailleurs produire sans l'Américain huit chimères d'un coup, un travail qu'elle publie en 2017 dans la revue *PLOS*

Pathogens. À chaque fois ont été implantés sur le squelette de WIV1, le premier coronavirus de chauve-souris isolé par le WIV en 2013, des RBD issus de virus collectés dans les grottes du Yunnan. Deux des chimères parvinrent à se répliquer efficacement dans des cellules humaines après s'être liées avec succès à leur récepteur Ace2.

Les atouts maître de Sars-CoV-2 étaient bien connus de ces spécialistes des coronavirus dont les publications attestent de leur aptitude à en doter des virus qui en sont dépourvus. En revenant sur les recherches menées par le duo sino-américain, Yuri Deigin montre comment ils travaillaient, à la fois ensemble et chacun de leur côté, à comprendre les impératifs d'une bonne infection des cellules humaines par un coronavirus en créant ces chimères pour vérifier si elles étaient bien équipées. L'auteur du collectif Drastic mentionne un autre article cosigné en 2015 par Zhengli Shi et Ralph Baric, traitant des deux mutations qui avaient permis au virus Mers-CoV de passer des chauves-souris à l'humain par l'intermédiaire du dromadaire, l'une d'elles ayant créé un site furine. Les deux chercheurs ne s'étaient pas contentés d'identifier ces mutations, puisqu'elles furent aussi provoquées sur le virus de chauve-souris dont provenait le Mers, démontrant ainsi l'importance du site furine qui permettait une fois acquis à cette souche de chauve-souris d'infecter les cellules humaines.

Pour la petite histoire, Yuri Deigin a découvert tous ces travaux après avoir commencé son étude du cas Sars-CoV-2 en espérant prouver que ce virus était d'origine naturelle. L'hypothèse du laboratoire lui semblait initialement aussi absurde que de croire en la Terre plate. Mais ses partisans la défendaient en s'appuyant sur des arguments de biologie moléculaire et Deigin jugea nécessaire « d'écarter ces théories de manière étayée » pour les « briser » scientifiquement de façon irréfutable. Le doute l'a gagné au fur et à mesure qu'il réalisait que créer des chimères agrémentées d'un RBD adapté à l'Homme ou d'un site furine facilitant la pénétration d'un virus dans une cellule était habituel pour ces chercheurs. Il a vu que Zhengli Shi, dans un article publié en 2019, considérait que « les travaux futurs devraient être axés sur les propriétés biologiques de ces virus [de chauve-souris] en utilisant l'isolement viral, la génétique inverse et les tests d'infection *in vitro* et *in vivo*». Si l'expression «génétique inverse» peut encore vous sembler un peu obscure, Deigin en a trouvé une application très explicite: la création grâce à la technologie de «clones infectieux», prévue en toutes lettres dans la présentation du financement de 3,7 millions de dollars accordé par les NIH à EcoHealth Alliance pour son projet «Comprendre le risque émergent des coronavirus de chauve-souris».

Lire cet article de Yuri Deigin m'a pris toute une journée. Il est long et très documenté, avec une flopée de liens vers des publications scientifiques traitant de gains de fonction. Je les ai dévorées et je revenais à chaque fois sur cette page de la plateforme Medium avec une envie grandissante de connaître la suite d'une argumentation implacable. À sa lecture, les ingrédients semblent réunis pour qu'un virus comme Sars-CoV-2 soit le fruit d'expériences de gains de fonction menées dans ces laboratoires où l'on manipule depuis des années des coronavirus de chauve-souris, naturels ou synthétiques. À un (gros) détail près: l'accumulation de coïncidences ne constitue pas une preuve. Yuri Deigin en est parfaitement conscient. Comme il l'écrit, tout cela ne démontre pas que Sars-CoV-2 ait été «synthétisé en laboratoire». Et si «d'un point de vue technique, il ne serait pas difficile pour un virologue moderne de créer une telle souche», le Russe retient surtout de la pandémie de Covid-19 qu'elle a contribué à montrer les risques des recherches sur les gains de fonction pour lesquelles l'administration américaine a levé son moratoire en 2017, permettant de nouveaux financements. Une recherche qui «ne nous a pas protégés de cette épidémie, ne nous a pas fourni de traitement ou de vaccin efficaces à temps pour sauver des centaines de milliers de vies perdues face à Sars-CoV-2», note Deigin. Et le chercheur de conclure: «S'il n'y a même que 0,1 % de chance que cette recherche GOF ait tout causé, cette chance est trop élevée.»

Imaginez une minute que la pandémie ait eu pour origine ce type d'expérience. Un virus dopé par des gains de fonction se serait échappé d'un laboratoire suite à une imprudence dans une manipulation, ou avec « une souris qui s'enfuit de sa cage, ce que tous les débutants ont expérimenté », comme me l'a confié la microbiologiste au CNRS Dominique Morello. La souris aurait pu contaminer une pièce du laboratoire, un chercheur qui essayait de l'attraper ou qui serait entré en contact avec des excréments. Le virus aurait pu emprunter d'autres voies de contamination, par exemple un mauvais traitement des déchets qui l'aurait porté à l'extérieur du laboratoire, sans infecter personne à l'intérieur et sans que quiconque ne s'en rende compte.

Imaginez : un virus aurait été rendu volontairement dangereux pour mieux appréhender les processus d'infectiosité pouvant conduire à une pandémie et aurait finalement provoqué celle du Covid-19. Les caractéristiques de ce virus devraient alors se trouver dans les cahiers de laboratoire de ceux qui ont mené sur lui des expériences. Il serait ainsi possible d'identifier son origine, à condition d'avoir accès à ces cahiers ou à différentes données de laboratoire. Mais que se passerait-il si l'on découvrait que des gains de fonction sont à l'origine de Sars-CoV-2 ? Comment réagiraient les populations alors que l'on a dépassé les deux millions de victimes directes et que nos sociétés subissent de dramatiques dommages collatéraux ? Et vous ? J'ai posé la question à Alexis Génin, qui m'a tout de suite précisé parler en tant que microbiologiste et non pas comme directeur des Applications de la recherche à l'Institut du cerveau. « C'en serait fini du financement de ce genre d'expérience, suppose-t-il. Si l'un des meilleurs laboratoires au monde laissait échapper un tel virus, les gens en déduiraient que la communauté des scientifiques ne maîtrise pas le risque et n'est pas responsable. Ce n'est pas très compliqué à prévoir et cela peut expliquer que les virologues n'aient guère envie que l'on se penche sur cette possibilité. » Le professeur de médecine australien Nikolai Petrovsky abonde en ce sens : « Tous les gros instituts qui travaillent sur les virus sont terrifiés de voir la recherche stoppée. Car le risque pour eux serait un bannissement général.»

J'ai souhaité interroger des scientifiques mondialement renommés pour leur travail sur les gains de fonction, en leur demandant si l'éventualité que Sars-CoV-2 puisse avoir pour origine ce type de recherches les remettrait en question, mais aucun ne m'a répondu. Pas plus Ron Fouchier et Yoshihiro Kawaoka, que Ralph Baric et Albert Osterhaus, illustre virologue du Centre Erasmus de Rotterdam, spécialiste de la grippe et des coronavirus. Parmi les sommités internationales de la virologie, seul Linfa Wang a bien voulu me parler pour me dire qu'il était impossible que Sars-CoV-2 soit le résultat d'expériences de laboratoire. Mais quand je lui ai transmis pour avis quelques objections à son positionnement catégorique, formulées par un membre de Drastic, il a mis fin à nos échanges. «Beaucoup trop de scientifiques se sont prononcés avec une apparence de certitude sur la provenance naturelle de ce virus alors qu'en réexaminant aujourd'hui les choses, une origine synthétique est une hypothèse possible, parmi d'autres», considère la microbiologiste Alice Lebreton. Dirigeant l'équipe «Infection et devenir de l'ARN» à l'Institut de biologie de l'École normale supérieure, elle connaît bien le milieu de la recherche et l'état d'esprit qui peut habiter les scientifiques travaillant sur des pathogènes face à l'hypothèse de l'accident. «Je crois que la réserve sur ce sujet est surtout psychologique, estime-t-elle. On n'a tout simplement pas envie que cela se soit passé ainsi car ça serait trop moche. Évidemment, il est probable que l'on nous serrerait la vis si Sars-CoV-2 provenait d'une fuite de laboratoire, mais je ne redoute pas que l'on me bride dans mes recherches et refuse de cacher le risque des gains de fonction. On le connaît et on s'en protège, d'abord parce qu'on en a peur pour nous.»

Le risque que les politiques coupent le robinet des financements sous la pression de l'opinion, le virologue Yves Gaudin, directeur de recherche au CNRS, n'y croit pas. Pour une raison très prosaïque : « Notre profession est déjà sinistrée. Notre dotation récurrente est très faible et nous devons courir après les appels d'offres et les contrats de financements publics ou privés, y compris étrangers. » Lauréat en 2019 du prix Bettencourt pour son travail sur les usines virales responsables de la réplication du virus de la rage, l'homme reconnaît volontiers pratiquer, « comme partout », les gains de fonction « à des fins thérapeutiques avec des virus qui ne tuent pas l'Homme et en verrouillant pour ne pas permettre la création de nouveaux virus. On fait seulement de l'évolution expérimentale où, après quelques cycles de réplication virale, on voit très vite apparaître des mutations que l'on n'aurait jamais imaginées ». Mais qui prouvent ainsi qu'elles peuvent survenir. La nécessité de ces recherches, la virologue Branka Horvat, spécialiste du virus Nipah, la défend également : « L'analyse des gains de fonction fait partie de la recherche et l'interdire ne serait pas une bonne façon de procéder car la nature continuera à en faire de toute manière. Or si l'on n'arrive pas à comprendre les fonctions de certains gènes viraux, comment pourrait-on prévoir l'effet pathogénique ? » On l'aura compris, pour ces chercheurs, les GOF s'inscrivent dans une quête de connaissances inhérente à la science. Une nécessité aussi selon Jean-Michel Claverie, qui a cette formule quasi provocante : « Il est important de laisser les scientifiques jouer avec des virus. Le gain de fonction va dire exactement quel est le chemin métabolique qui produit des réactions immunitaires et, par exemple, pourquoi Sars-CoV-2 touche plutôt les vieux. Pour savoir quels gènes sont responsables, il faut en retirer ou en ajouter. Cela fait partie de la biologie moléculaire. »

Personne ne souhaite empêcher nos savants de percer certains mystères de la nature, mais peut-être serait-il souhaitable de mieux savoir avec quoi ils travaillent et comment, surtout quand ils manient des microbes capables de provoquer des pandémies. J'ai découvert au cours de mon enquête que les gains de fonction désignaient en fait des choses très différentes et, comme le reconnaît Alice Lebreton, certaines manipulations sont «beaucoup plus dangereuses que d'autres». La chercheuse travaille sur la listériose, «un pathogène dont on sait assez bien se protéger. Et à la différence des virus respiratoires, il ne se transmet pas par voie aéroportée et ne présente pas de risques de contamination entre humains. Pour les trucs les plus méchants, on a construit les P4 qui permettent de les travailler en se mettant à un niveau de sécurité maximale.» Un niveau qui n'est pas requis pour les coronavirus, bien que Sars-CoV-2, après le Sras et le Mers, ait aujourd'hui démontré son grand pouvoir de nuisance.

Poussons plus loin. Si jamais il était le produit d'un laboratoire où l'on aurait cherché à tester sa contagiosité en lui greffant un super RBD et un site furine décapant, comme la nature aurait pu le faire, qu'est-ce que cela nous aurait appris sur lui? En 2019, pas grand-chose, puisque les scientifiques savaient déjà que le récepteur Ace2 peut se lier aux Sars-CoV et qu'un site de clivage facilite grandement la fusion virus/cellule. Pourtant, Peter Daszak préconisait dans son entretien à Singapour avec Vincent Racaniello de poursuivre ce genre de pratique de génétique inverse pour «devenir plus prédictif».

«Les partisans des gains de fonction affirment que c'est utile pour mieux comprendre les virus et que, grâce à cela, on pourra s'en prémunir, mais une expérience comme celle de Fouchier n'a fait que démontrer ce que l'on savait déjà, remarque le virologue Étienne Decroly. Ce n'était qu'une vérification, à très haut risque puisqu'il s'agissait d'un virus à potentiel pandémique.» Dans l'article de *Médecine/sciences* qu'il a notamment cosigné avec le bio-informaticien Jacques van Helden, la simple possibilité que Sars-CoV-2 puisse avoir eu comme origine un laboratoire où auraient été menées des expériences de gains de fonction est une incitation à s'interroger: «Une nouvelle évaluation des risques au regard des bénéfices potentiels de ces pratiques s'impose», estiment les auteurs. Ce qui signifie? «Qu'il faudrait se calmer un peu, refaire un moratoire au niveau international et réfléchir à la question», recommande Jacques van Helden. Ainsi, Sars-CoV-2 permettrait au moins de lancer une réflexion sur ce type de recherche, au niveau mondial, celui impacté par la pandémie. J'en ai parlé au virologue Meriadeg Le Gouil qui veut bien l'entamer ici en rappelant qu'«en France, nous devons déjà déclarer toute manipulation génétique sur des éléments infectieux pour caractériser le risque de double usage et nous sommes soumis à des protocoles de sécurité très stricts.» Pas besoin donc selon lui de brider davantage la recherche. «Il est nécessaire de laisser la connaissance progresser et de se montrer très prudent avec toute idée d'interdiction, considère ce spécialiste des coronavirus de type Sars. Mais un moratoire pourrait être utile pour harmoniser les pratiques des différents pays, comme pour la recherche sur les embryons.»

Utile mais sans doute difficile à imposer, d'autant que ces expériences présentent pour les chercheurs un autre intérêt que la connaissance dans un contexte concurrentiel de course à la publication. «Les gains de fonction apportent très vite des données qui augmentent la probabilité d'un bon papier publié assez rapidement, et il y a un attrait pour les chercheurs et les labos qui veulent être reconnus et multiplier les citations, analyse finement le philosophe des sciences Philippe Huneman. On a vu avec Crispr-Cas9 ou les techniques post-génomiques que c'est le genre de projet qui permet d'obtenir des financements ou des publications dans les meilleurs journaux.» Lesquels pousseraient même à pratiquer des gains de fonction à risque, comme me l'explique Étienne Decroly: «Il est possible de construire des virus capables d'infecter des cellules, mais incapables de produire des nouvelles particules virales infectieuses. Avec ces virus dit "pseudotypes", on obtient des réponses similaires à celles d'un virus, mais si vous envoyez votre papier à une grande revue, on vous demandera de le conformer avec un vrai virus infectieux, et vous serez mis sous pression par la communauté scientifique.» Une pression à laquelle le virologue a choisi de résister: «À chacun de faire son examen de conscience, mais avec des virus à potentiel pandémique, je considère qu'il faut toujours privilégier d'autres stratégies que le gain de fonction, comme la perte de fonction qui permet aussi de montrer l'utilité d'une protéine ou des outils biotechnologiques tels que les pseudotypes.»

En fait, tout un environnement concurrentiel et commercial incite à multiplier les expériences de génie génétique en les rendant particulièrement attractives, mais aussi de plus en plus communes et faciles d'accès. «Je reçois tous les jours par mail des publicités de kit avec lesquels dans la nuit je peux fabriquer le virus le plus mortel qui soit, juste en changeant sa Spike par exemple. C'est *no limit*!», constatait, dans l'enquête du *Point* parue avant Noël, Bruno Canard, ce spécialiste des coronavirus qui dirige le laboratoire du CNRS où travaille Étienne Decroly.

Dans ce contexte de compétition mondiale, instaurer au niveau planétaire un nouveau moratoire le temps d'ouvrir le débat sur la question ne serait donc pas simple avec des pays qui disposent aujourd'hui de leur propre législation. Mais il y a bien un avant et un après Covid-19, cette pandémie nous a fait tous prendre conscience des risques de ces recherches et pourrait conduire à revoir leur finalité. Bien que l'on ne connaisse pas encore l'origine de Sars-CoV-2, le monde entier sait désormais ce que peut provoquer pour l'humanité un virus à potentiel pandémique. Les effets positifs, pour nous autres humains, des expériences de gains de fonction sur les virus sont plus difficiles à appréhender. J'ai demandé à Jean-Michel Claverie quelles avancées avaient permis les gains de fonction en matière de lutte contre les virus pathogènes. Ont-ils contribué à la mise au point de nouvelles thérapeutiques, de nouveaux vaccins? «C'est une bonne question, mais je n'en ai aucune idée, m'avoue le Marseillais. Pour moi la science, c'est la recherche de la connaissance et je me fiche que cela serve à quelque chose sur un plan économique ou social. Seule la curiosité me guide.» Une telle démarche, celle d'un pur chercheur, mène à la découverte, mais la réponse de ce professeur de médecine révèle le décalage entre une prise de risque versus un bénéfice inconnu. Pourtant, depuis dix ans, c'est bien la promesse d'un bénéfice à venir dans la lutte contre les maladies infectieuses qui justifie la confection en laboratoire de virus à potentiel pandémique.

Peter Daszak ne disait rien d'autre pour promouvoir sa collecte d'un maximum de virus pathogènes pouvant être facilement manipulés en laboratoire : le moyen de mieux s'en protéger… Une chose est sûre, nous l'avons tous constaté : de telles recherches n'ont été d'aucune utilité dans la crise que nous traversons. Après la suppression de la subvention des NIH à EcoHealth Alliance dont les recherches menées au WIV de Zhengli Shi bénéficiaient, la chercheuse a critiqué la décision en assurant que ces travaux contribueraient à la conception de médicaments et de vaccins face à la menace des coronavirus. À Wuhan et en Caroline du Nord, dans le laboratoire de Ralph Baric, on pouvait projeter de réaliser un vaccin efficace contre tous les CoVs, comme certains ambitionnent de trouver un vaccin universel contre les différentes souches de grippe en essayant d'anticiper les mutations à venir pour trouver une parade immunitaire commune, jusqu'ici en vain. Naïvement, je m'interroge : peut-on prévoir ce que nous enverra la nature ? Collecter des coronavirus de type Sars permet de connaître leurs propriétés habituelles, en premier lieu leur disposition à se lier aux récepteurs Ace2, mais tous sont différents. Et si l'on essaie de prévoir à quoi le prochain virus à potentiel pandémique pourrait ressembler, en fabriquant une chimère qui aurait les capacités d'infecter la planète entière, rien ne garantit qu'elle sera conforme au virus qui viendra. La nature étant largement imprévisible, il est plus probable qu'il en diffère grandement, comme Sars-CoV-2 diffère de Sars-CoV. En fait, la seule chose dont on peut être sûr en concevant une telle chimère, c'est de créer un virus susceptible de provoquer une maladie pandémique s'il parvient à s'échapper. En somme, on crée le risque que l'on souhaitait prévenir. Me reviennent à l'esprit ces paroles de Jack Nunberg, ce chercheur américain qui inséra en 2006 un site furine dans une plasmide d'expression de la Spike de Sars-CoV-1, en se gardant de le faire sur le virus: «Chaque fois que vous passez un virus, naturel ou recombinant, dans des conditions "non naturelles", vous courez le risque de créer quelque chose que vous n'aviez pas prévu. Cela ne signifie pas que de telles études ne sont ni importantes ni justifiées, mais simplement que les avantages potentiels doivent être mis en balance avec les risques.» Avec des virus à potentiel pandémique, le rapport bénéfice/risque, qui constitue normalement le critère d'évaluation de toute médecine, mérite au moins d'être discuté.

Lors de mon entretien avec Linfa Wang, j'ai évoqué le moratoire décrété en 2014 par les États-Unis et la possibilité d'en instaurer un nouveau aujourd'hui. «La question est celle du double usage et j'ai toujours dit que l'on vit l'équivalent du moment où a été inventée la physique nucléaire, m'a répondu le virologue depuis Singapour. Une centrale nucléaire, c'est bien, une bombe nucléaire non. C'est pareil pour ce que l'on peut faire en biologie. Si vous comprenez en laboratoire une mutation que va causer un gain de fonction, ensuite, en organisant unc surveillance, vous pouvez avertir le gouvernement si vous trouvez cette mutation chez des animaux sauvages ou d'élevage pour éviter que le virus ne se répande. Et ceci est bien, alors que si vous faites des gains de fonction pour créer une arme biologique, c'est mauvais. C'est la différence toute simple entre le bien et mal.» J'ai fait observer au virologue chinois que le risque ne se limite pas à une intention malveillante de nature militaire ou terroriste. Un simple accident peut survenir. «Bien sûr, a-t-il convenu. Mais si vous reveniez dans l'histoire, banniriez-vous la recherche sur la physique nucléaire? Dans une société moderne démocratique où l'on doit parvenir à un consensus, l'Onu n'a pas banni cette recherche, comme elle ne l'a jamais fait non plus avec la recherche sur les virus.» Rodolphe de Maistre, un des deux français de Drastic, m'a fait le même parallèle entre génétique et nucléaire. «La biologie apparaît décalée par rapport à la physique de 100 à 200 ans et nous sommes en quelque sorte avec les manipulations du génome au moment où Henri Becquerel mettait dans sa poche une fiole de radium reçue de Pierre et Marie Curie, me rappelle cet ingénieur. Avec la biologie, on n'a pas encore vraiment pris conscience des conséquences liées aux risques d'accident ni de celles du double usage, et on ne dispose pas d'une force de gouvernance mondiale, comme avec l'Agence internationale de l'énergie atomique. Cela se retrouve très concrètement dans les pratiques. J'ai participé à la construction de centrales nucléaires et de laboratoires biologiques, et je peux dire qu'il y a vraiment une différence de niveau entre les deux, aussi bien dans les règles de construction que dans le calcul de quantification des risques. Les disciplines sont bien sûr différentes et nécessitent des approches adaptées. Mais d'où que puisse provenir Sars-CoV-2, la pandémie nous montre les impacts que pourrait provoquer un hypothétique accident. Cela appelle à réévaluer les risques biologiques et les moyens de prévention.»

Tout l'enjeu serait d'arriver à ce consensus démocratique que Linfa Wang associe à une société moderne, alors que... «les gens raisonnables ne sont pas d'accord sur les limites à mettre pour des recherches comme le clonage ou les manipulations génétiques avec Crispr-Cas9», note Philippe Huneman. Et survient la tentation de se laisser gagner par une certaine fatalité. «Il faut laisser la science avancer avec une politique de grande transparence et une régulation, car si on bannit la recherche, elle se fera de façon souterraine, d'autant que les différents pays ont aussi des politiques différentes et qu'on ne pourra la bannir partout», estime finalement Linfa Wang, nous ramenant vers son pays d'origine, la Chine, qui n'apparaît pas vraiment comme un modèle de démocratie et de transparence. Quelles recherches ont pu réaliser Zhengli Shi et son équipe à l'Institut de virologie de Wuhan? Dans l'enquête publiée fin décembre 2020 dans *Le Monde*, le journaliste Stéphane Foucart a noté que certaines des expériences de gains de fonction auxquelles participait le WIV avaient bénéficié de financement des NIH et il a donc réclamé à ces derniers «l'accès à leur documentation sur le sujet, en vertu de la loi sur l'accès aux documents administratifs». Mais «les NIH ont opposé une fin de non-recevoir, arguant du fait qu'une enquête était en cours», regrette-t-il dans son papier. Suite à la suppression exigée par Donald Trump de la subvention accordée à EcoHealth Alliance, les NIH ont dû réaliser qu'eux non plus ne savaient pas grand-chose de ce qui se faisait avec leur argent à Wuhan. Ces pourvoyeurs de fonds de recherche ont d'ailleurs déclaré à EcoHealth Alliance qu'une des conditions au rétablissement de sa subvention serait un accès sécurisé au WIV pour des enquêteurs américains. Si l'enquête en cours repose là-dessus, elle a probablement du mal à avancer, la Chine semblant peu disposée à admettre une telle requête des États-Unis. En juillet 2020, Zhengli Shi a quant à elle accordé une interview par e-mail au magazine *Science*, qui lui a posé la grande question: «Avez-vous effectué ou collaboré à des expériences de gains de fonction avec des coronavirus qui n'ont pas été publiées et, si oui, quels en sont les détails?» La scientifique chinoise a répondu en un mot: «Non.» Billy Bostickson n'avait pas encore mis en lumière le projet sur la pathogénicité de deux nouveaux coronavirus à tester avec des souris transgéniques que devait diriger Hu Ben et *Science* s'en est tenu à cette réponse lapidaire formulée par écrit. Difficile d'en vérifier la véracité car, comme nous le rappelle l'épidémiologiste Maureen Miller, «toute la recherche n'est pas publique, en particulier en Chine!» Et dans n'importe quel pays, une recherche peut durer des années avant que la communauté scientifique en soit informée par une publication dont le contenu et les données sont demeurés jusque-là secrets. Le protocole chinois régissant toute communication liée au Covid-19 limite en outre grandement la liberté de parole de Zhengli Shi, qui n'a pas répondu à mes sollicitations. J'aurais bien voulu qu'elle me dise en quoi consistait ce projet que Hu Ben devait mener au WIV avec ces souris humanisées. J'ai toutefois pu découvrir que leur Ace2 est approprié pour tester la pathogénicité d'un nouveau coronavirus appelé… Sars-CoV-2 ! Une publication de Zhengli Shi parue en juillet 2020 dans la revue *Cell* vante en effet les mérites de cette souris à l'Ace2 humain. « Un outil précieux pour tester des vaccins et des thérapeutiques potentiels », conclut l'article qui n'est pas cosigné par Hu Ben, mais par Ralph Baric, le seul Américain présent dans cette publication du WIV. Qui sait aujourd'hui à quoi ont pu servir à Wuhan les petits rongeurs transgéniques avant la pandémie ? Peut-être les experts de l'OMS. Aujourd'hui même, ce 3 février, ils se sont rendus à l'Institut de virologie. Ont-ils pensé à le demander ?

7. Visite de courtoisie

Depuis quelques jours, je suis devant mon écran les pérégrinations des experts de l'OMS sortis de deux semaines de quarantaine à Wuhan. L'enquête attendue depuis un an débute enfin et l'Organisation mondiale de la santé déclare sur Twitter que « toutes les hypothèses sont sur la table car l'équipe suit la science dans son travail pour comprendre les origines du virus #COVID19 ». Le programme n'est pas communiqué, mais il est précisé que « les visites de terrain comprendront l'Institut de virologie de Wuhan, le marché de Huanan, le laboratoire CDC de Wuhan ». L'hypothèse d'une fuite de laboratoire est devenue incontournable et, sur LCI, Jean-François Saluzzo, virologue à la retraite et ancien consultant pour l'OMS, annonce d'ailleurs que « l'enquête de l'OMS vise à déterminer si le virus provient d'un laboratoire ou non ». Mais il assure qu'« on peut exclure que ce virus ait été synthétisé par des chercheurs. Personne ne s'amuse à créer un virus ». Pour cet ancien chercheur de l'Institut Pasteur qui ne paraît pas se soucier de toutes ces chimères créées depuis une quinzaine d'années, on ne peut toutefois pas écarter « que suite à une contamination d'un technicien, le virus se soit répandu au sein du laboratoire ». Reste à aller vérifier si l'on en trouve encore des traces.

Le 29 janvier, les experts commencent par se rendre à l'hôpital de la province du Hubei où travaille le docteur Zhang Jixian. Officiellement, elle est la première à avoir signalé des patients atteints de la pneumonie inconnue qui allait devenir le Covid, le 26 décembre 2019. « Première visite de site extrêmement importante », tweete Peter Daszak, en qualifiant les rencontres avec les cliniciens et le personnel de l'hôpital médical de « réunions cruciales qui nous aident à mieux comprendre ce qui s'est passé au tout début». Le président d'EcoHealth Alliance est le membre de l'équipe qui va le plus s'exprimer, tant sur Twitter que dans les médias. Durant tout le séjour, il n'aura de cesse de saluer l'accueil réservé par ses hôtes chinois.

Après la visite d'un autre hôpital, la délégation de l'OMS est conviée l'après-midi du 30 janvier à une exposition dans un musée qui célèbre la victoire de la Chine face au coronavirus. Entre des slogans à la gloire du Parti communiste et des portraits géants du secrétaire général Xi Jinping, des panneaux de taille plus modeste rendent hommage aux héroïques soignants qui ont succombé face au virus. Interviewé par la chaîne britannique *Sky News*, Peter Daszak juge cette visite «absolument essentielle», car «derrière le show» et la «fierté nationale», il y a vu «de vrais artefacts provenant de vrais patients». Le lendemain, dans les allées du fameux marché des fruits de mer de Huanan fermé depuis le 1er janvier 2020, le scientifique dit ressentir «le sens de l'importance historique de cet endroit et une sympathie pour les vendeurs et la communauté qui ont perdu leurs moyens de subsistance à cause du Covid». Un témoignage relayé par l'Agence Reuters, à laquelle Daszak confie encore le 2 février, avant d'entrer dans le centre de soins vétérinaires du Hubei en charge de la surveillance du bétail, son sentiment sur le déroulement de ce voyage à Wuhan: «Vraiment bien, excellent.» Rien ne filtre sur les informations que peuvent recueillir les experts lors de ces visites très encadrées par les autorités chinoises, mais l'enquêteur est incontestablement satisfait, tout comme Maria Van Kerkhove, responsable technique de l'OMS pour le Covid-19. Dans un briefing organisé à Genève le 1er février, elle parle d'«une très bonne visite» qui permet aux experts d'avoir «des discussions productives avec leurs homologues chinois».

Le moment tant attendu arrive le 3 février, quand toute l'équipe débarque dans un épais brouillard à l'Institut de virologie. La mission «s'attend à une journée très productive et à poser toutes les questions qui doivent l'être», déclare à la presse Peter Daszak en arrivant sur place. Et il ajoute: «Si des traces sont là, nous les suivront.» La veille, il a retweeté le journal *ChinaTakeway* qui révélait que les experts de l'OMS allaient «visiter le laboratoire national de biosécurité et échanger des idées avec les experts de l'Institut sur leur travail quotidien». Un ordre du jour qui relève plus de la visite de courtoisie que de l'inspection. Dans son sillage, la chaîne info chinoise CGTN précise que ces échanges porteront «sur la coopération scientifique internationale et sur la lutte antiépidémique». De quoi occuper les quatre heures de la visite au terme de laquelle aucun membre de l'équipe ne fait de déclaration avant de quitter les lieux. Peter Daszak se réserve pour Twitter où il poste à 15h30: «Réunion extrêmement importante aujourd'hui avec le staff du WIV incluant le docteur Shi Zhengli. Discussion franche et ouverte. Des questions clés et des réponses.» On aimerait tant savoir lesquelles! Cela nous aiderait à comprendre pourquoi Europe 1 annonce très vite que «l'OMS juge la théorie d'une fuite d'un labo chinois peu crédible» en s'appuyant sur les déclarations à l'AFP de Peter Ben Embarek, le chef des experts de l'OMS. «Si nous commençons à suivre et à chasser les fantômes ici et là, nous n'irons jamais nulle part», a dit ce spécialiste des zoonoses, réduisant l'hypothèse d'une fuite de laboratoire à des conjectures qui feraient d'«excellents scénarios pour des films et des séries», alors que son équipe s'attachera à «suivre la science et les faits».

Une chose est sûre, cette équipe a dans les médias un porte-parole officieux, Peter Daszak, qui poste sur Twitter à la fin de cette journée du 3 février son interview accordée à *T House*, média contrôlé par Pékin, dans laquelle il révèle que «la Chine a partagé avec nous des données que personne n'avait jamais vues». Le président de EcoHealth Alliance déclare ce même jour à Sky News que les Chinois «parlent ouvertement de toutes les voies possibles. Nous arrivons vraiment à quelque chose et je pense que chaque membre de l'équipe le dirait.» Les interviews et les articles retweetés sur son fil s'accumulent ce 3 février, où s'est tenu le rendez-vous le plus sensible. Et le dernier, du moins d'après les retours que l'on peut avoir car aucune autre visite n'est ensuite signalée. Le périple aura été de courte durée, mais visiblement suffisant pour l'OMS et Peter Daszak. «On nous a demandé où nous voulions aller. Nous avons donné à nos hôtes une liste... et vous pouvez voir d'où nous venons, nous sommes allés à tous les endroits clés», considère l'expert le 6 février dans une interview à *Associated Press*, dans laquelle il promet les premières conclusions de la mission avant le départ de l'équipe le 10 février. Le 7, Peter Daszak annonce au *Sydney Morning Herald* qu'ont été découverts de «véritables indices» et parle du début «d'une compréhension profonde de ce qui s'est passé afin que nous puissions arrêter la prochaine» épidémie. Il indique que la mission a constitué trois groupes de travail: un concentré sur l'implication potentielle des animaux (dirigé par Peter Daszak), un autre sur l'épidémiologie et la propagation de la maladie et le troisième sur les résultats de l'échantillonnage environnemental. Ils vont maintenant rassembler leurs données respectives et «voir ce que l'ensemble nous dit», précise Daszak en peignant un tableau qui semble d'ores et déjà exclure l'hypothèse du laboratoire.

C'est sur le rôle du marché que les enquêteurs auraient trouvé «des indices importants». Étonnant un an après sa fermeture et sachant que les autorités chinoises avaient immédiatement passé au peigne fin ce lieu suspecté depuis le début d'être à l'origine du Covid-19. L'équipe de l'OMS a par ailleurs pu rencontrer celui que la Chine lui a présenté comme son «patient zéro», le premier malade identifié. Lequel a confié aux visiteurs ne jamais être allé au marché, comme le révèle le professeur de médecine Dominic Dwyer, l'un des experts de l'OMS, à une chaîne australienne. On sait en fait depuis longtemps que plusieurs des premiers malades recensés n'avaient pas fréquenté ce marché et qu'aucun des animaux vendus sur place n'a été détecté comme porteur du virus, mais « tout le monde sait que le marché a permis à l'épidémie de se répandre et nous l'avons visité, rappelle Dominic Dwyer. Il est très facile de voir comment les choses auraient pu se propager dans cet environnement… Il n'y a aucun doute à ce sujet. » Pour Peter Daszak, la visite du marché humide désormais désert a également été « un moment crucial » lors duquel ils ont pu voir où des personnes infectées tenaient un stand. Il le souligne à *CNN* dans un article du 3 février, dans lequel l'experte danoise Thea Fisher s'avoue même surprise par « l'utilité » d'être allé sur ce marché fermé depuis un an, visiblement impressionnée par les explications des experts chinois qui avaient prélevé des échantillons via le système de ventilation. « Il est clair que quelque chose s'est passé sur ce marché », déclare pour sa part Peter Ben Embarek, tout en reconnaissant qu'« il se pourrait aussi que d'autres endroits aient eu le même rôle et que celui-ci ait été simplement choisi parce que certains médecins étaient assez intelligents pour relier ensemble quelques cas sporadiques. » Nous voilà bien avancés. Pour l'heure, je retiens surtout de cet article de *CNN* publié le jour de la visite de l'Institut de virologie de Wuhan ce que Daszak y dit de cet autre lieu : « Je connais très bien ce laboratoire de virologie qui faisait du bon travail et était sur le point de trouver ce que serait le prochain coronavirus lié au Sras. Mais il ne l'a pas trouvé pour autant que je sache. Malheureusement, il est peut-être arrivé si près que les gens commencent maintenant ironiquement à le blâmer. » Si près de quoi ? De trouver Sars-CoV-2 ou d'en créer une chimère identique du genre de celles dont Daszak se réjouissait qu'on puisse les obtenir en manipulant si facilement des coronavirus pour les doter d'une protéine Spike plus infectieuse ? Des expériences d'infectiosité virale visant à anticiper ce que la nature pourrait nous réserver, comme celle décrite dans l'étude où huit de ces chimères avaient été réalisées, publiée en 2017 dans *PLOS Pathogens* par Zhengli Shi et cosignée par Peter Daszak.

Il est vraiment effarant de voir le président d'EcoHealth Alliance en leader d'opinion dans cette équipe de l'OMS chargée de trouver l'origine de Sars-CoV-2 sans négliger aucune hypothèse, y compris donc celle du laboratoire. Peter Daszak est celui qui a le plus contribué à discréditer cette possibilité en étant l'instigateur et le rédacteur de la tribune du *Lancet* qui assimile toute suggestion d'une origine non naturelle de Sars-CoV-2 à une théorie du complot. Une tribune, rappelez-vous, qu'il est parvenu à faire signer par vingt-six éminents scientifiques, dont quatre figurent en bonne place dans l'organigramme d'EcoHealth Alliance et dont six ont rejoint le groupe de travail de la Commission Lancet sur l'origine de Sars-CoV-2, que dirige… Peter Daszak. De toute évidence, Daszak est un homme de réseau qui a su obtenir un soutien académique de poids après l'annulation par les NIH en avril 2020 de la subvention de 3,7 millions de dollars accordée à EcoHealth Alliance, dont 10 % servait à financer les travaux du WIV sur les coronavirus. Soixante-dix-sept prix Nobel et trente et une sociétés savantes ont alors demandé aux NIH de revenir sur leur décision. La subvention ne fut pas rétablie, mais quatre mois plus tard, EcoHealth Alliance en a reçu une nouvelle de 7,5 millions de dollars pour des recherches sur l'émergence de nouveaux virus en Asie du Sud-Est. Indubitablement, Peter Daszak est un acteur majeur dans ce type d'étude. Mais comment, alors qu'il collabore avec le WIV et a contribué à financer ses recherches, a-t-il pu être habilité à mener une enquête impartiale concernant les travaux de ce laboratoire ? Le conflit d'intérêt est évident, mais la plupart des médias relayent comme si de rien n'était la parole de Daszak, qui se félicite de la transparence chinoise et de discussions franches avec Zhengli Shi et l'équipe du WIV.

Il est vrai que contrairement à l'idée répandue et à ce que l'on pourrait espérer de la mission de l'OMS, la délégation présente à Wuhan n'est pas là pour mener une investigation mais pour une collaboration. La Chine a en effet très clairement rappelé quel est selon elle l'objet de cette visite par la voix du porte-parole de son ministère des Affaires étrangères: «Il s'agit d'un échange et d'une coopération entre les experts de l'OMS et de la Chine sur la recherche de l'origine du virus, qui fait partie de la recherche mondiale et non d'une enquête», a bien précisé le diplomate chinois le 31 janvier. Il a appelé à «une confiance totale et au soutien à l'équipe d'experts internationaux». En fait, tout a été cadré, dans les limites acceptées par Pékin lors d'une négociation en coulisse avec l'OMS. Le 2 novembre dernier, le *New York Times* en a révélé certains points essentiels. La Chine a accepté une liste de présumés enquêteurs, tandis que l'OMS convenait qu'il reviendrait aux scientifiques chinois de mener les recherches clés sur les premiers patients et l'identification des animaux vendus sur le marché ainsi que leur chaîne d'approvisionnement. Les experts internationaux pourront les examiner et travailler avec leurs homologues chinois dans une deuxième phase, pour essayer de trouver le virus chez un animal hôte originel et un éventuel intermédiaire. Un compromis acceptable par chaque partie ou plutôt l'illustration que les règles du jeu sont principalement fixées par la Chine, comme depuis le début de l'épidémie. On l'a presque oublié, mais l'organisation internationale avait alors attendu trois longues semaines que Pékin l'admette officiellement, pour annoncer le 21 janvier 2020 que «les données factuelles font penser à une transmission interhumaine à Wuhan», alors que les médecins lanceurs d'alerte avaient tiré la sonnette d'alarme dès le 30 décembre 2019, avant d'être accusés par les autorités chinoises de colporter de fausses rumeurs. Le 23 janvier, bien que trois villes du Hubei aient été confinées, le comité d'urgence de l'OMS ne déclarait pas de situation d'urgence internationale, la Chine lui ayant présenté des données décrivant une situation relativement sous contrôle et par ailleurs, indiqué à Genève, par la voix de son ambassadeur, qu'elle considérerait une telle déclaration comme un vote de défiance. Face à la propagation de l'épidémie à travers le monde, l'urgence fut tout de même votée la semaine suivante, à l'unanimité… exception faite de la voix du délégué chinois. Le comité d'urgence annonça ce jour-là qu'une mission devrait se rendre en Chine pour contribuer à l'enquête sur la source animale du virus, mais l'OMS y renonça vite, ainsi qu'à l'examen de la réponse précoce à l'épidémie par les autorités sanitaires chinoises, comme l'indique le *New York Times* qui l'a appris de deux des participants de la mission qui s'est rendue en Chine à la mi-février. Cette délégation de l'OMS envoyée à Pékin a tout juste eu la possibilité de passer vingt-quatre heures à Wuhan pour visiter deux hôpitaux, sans passer par le marché pourtant désigné comme le lieu d'émergence probable de l'épidémie. Il aura donc fallu attendre un an pour que des experts de l'OMS parviennent à demeurer plus d'une journée dans la capitale du Hubei à la recherche des origines de Sars-CoV-2 et je me demande toujours quels sont ces indices qu'ils ont réussi à trouver.

Sentant sans doute venir les critiques de ceux qui n'accepteraient pas le rapport que livreront les experts, Michael Ryan, directeur des urgences de l'OMS, a pris les devants lors d'une conférence de presse tenue à Genève au siège de l'organisation. Répondant à une question concernant les dernières déclarations du nouveau secrétaire d'État américain Antony Blinken, qui avait appelé la Chine à faire preuve de transparence en fournissant toutes les informations nécessaires aux « inspecteurs internationaux », le dirigeant de l'OMS a lâché : « Il est temps que les gens qui disent et pensent avoir des informations commencent à les fournir », ajoutant que trouver la source d'une maladie infectieuse était « une histoire policière ». Une pique envoyée aux États-Unis dont l'administration précédente affirmait détenir des éléments solides attestant d'une fuite de laboratoire, sans jamais pouvoir les livrer. Pour résoudre une énigme policière, il ne sert à rien de dénoncer sans preuves. Il faut plutôt se poser toutes les bonnes questions et s'attacher à trouver les données adéquates pour y répondre. Ainsi pourrait avancer la recherche de l'origine de Sars-CoV-2 qui relève bien d'une enquête… que la Chine n'autorise pas.

Le collectif Drastic, que j'ai déjà évoqué à plusieurs reprises, tente d'apporter sa contribution en diffusant depuis le printemps 2020 nombre d'informations. Il a notamment adressé cinquante questions aux experts de l'OMS dans une lettre ouverte publiée sur une plateforme de pétitions en ligne, qui met en lumière de façon très précise les non-dits et les incohérences des informations venues de Chine, incitant à réclamer des réponses sur place. Les quatorze premières questions concernent les échantillons prélevés sur le marché de Wuhan, dont on sait seulement que ceux testés positifs à Sars-CoV-2 provenaient de prélèvements environnementaux et pas de nourritures ou d'animaux, vivants ou morts. Quelles espèces ont été testées ? D'où provenaient-elles ? Sur quels stands ont été trouvés les échantillons positifs au virus ? Que sont devenus les animaux à la fermeture du marché ? Quels autres marchés de Wuhan et de la province du Hubei ont été échantillonnés ? Avec quels résultats ? Autant de questions auxquelles la Chine n'a pas apporté de réponse depuis un an. Peut-être souhaitait-on en réserver la primeur aux experts de l'OMS... On ne sait rien non plus sur la détection des cas les plus précoces, notamment sur celui du 17 novembre, le premier patient connu dans la province du Hubei, comme l'a révélé le journal hong-kongais *South China Morning Post*, après consultation de documents gouvernementaux confidentiels. Drastic demande pourquoi il n'a pas été reconnu officiellement. A-t-on recherché ses contacts ? Et qu'a-t-il été fait pour détecter les cas précoces ? On peut là aussi penser que les experts se sont vu présenter des données, mais qu'en sera-t-il au sujet des bases de données du WIV ? Comme je l'ai déjà mentionné, Drastic a révélé leur mise hors ligne en la jugeant très regrettable, plusieurs membres du collectif ayant pu accéder à des descriptifs de leur contenu via des pages archivées du Web. Deux questions très détaillées de la lettre ouverte pointent l'importance de la présence sur ces bases de données d'« au moins 100 séquences non publiées de betacoronavirus de chauve-souris qui doivent être analysées par des scientifiques internationaux ». Étienne Decroly nous a expliqué l'intérêt que pourraient avoir ces séquences potentiellement proches de Sars-CoV-2, notamment celles des huit virus trouvés dans la même mine que RaTG13. Aujourd'hui, il me dit comprendre que «certaines données soient conservées de manière confidentielle. Les laboratoires ne mettent pas forcément tout sur la place publique quand ils développent un projet et c'est normal. Mais l'OMS doit avoir accès à ces données confidentielles qui peuvent apporter de l'information sur une pandémie avec déjà plus de deux millions de morts.» Cela pourrait en effet rentrer dans les prérogatives d'une agence des Nations Unies censée enquêter sur les origines de ce fléau. Y est-t-elle arrivée après avoir opté pour une méthode consensuelle et collaborative? L'avenir nous le dira. Personnellement, je suis surtout curieux des activités de l'institut de virologie en 2019, année pour laquelle étaient programmés deux projets dont l'objet laisse penser que la capacité de nouvelles chimères à contaminer l'Homme aurait pu y être éprouvée. L'un, mené par Zhengli Shi, sur le mécanisme évolutif des coronavirus de chauve-souris de type Sars adapté aux molécules du récepteur hôte et les risques d'infection entre espèces. Et celui de Hu Ben sur la pathogénicité de deux nouveaux coronavirus à tester sur des souris humanisées, qui fait l'objet de la dernière question de la liste des points à investiguer proposée par Drastic aux experts de l'OMS.

Le collectif Drastic aborde donc dans ses questionnements l'hypothèse du laboratoire, en invitant à inspecter, et pas simplement à visiter, six organismes situés à Wuhan. L'institut de virologie bien sûr, avec ses deux centres, son laboratoire P4, ses trois P3 et ses deux P2. Mais aussi l'université agricole de Huazhong (HZAU) qui détient un P3 travaillant sur les coronavirus, le plus souvent sur HKUS, dont le dérivé Sads-CoV est responsable d'épidémies chez le porc mais pourrait aussi infecter l'Homme. Hu Ben a été formé dans cette université avec laquelle le WIV collabore régulièrement. L'université de Wuhan participe également à des études sur les coronavirus et dispose aussi d'un P3. Elle fut pionnière dans la recherche de vaccin contre le Sras et y travaillait encore ces dernières années ainsi que sur les coronavirus, par exemple avec une étude en 2017 sur leur protéine Spike menée par George Gao, le directeur du Centre chinois de contrôle et de prévention des maladies. Un CDC qui dispose de trois centres à Wuhan, dont celui doté d'un laboratoire P2, situé à quelques centaines de mètres du marché Huanan. Rappelez-vous, c'était une des origines possibles de Sars-CoV-2 dans l'article de Botao Xao, vite retiré au début du mois de février 2020 du site de prépublication où ce professeur de biologie moléculaire de l'université de Chine du Sud l'avait posté. Il y signalait que ce laboratoire détenait des virus de chauve-souris et des déchets pouvant contenir des agents pathogènes. En juin 2019, le Wuhan Center du CDC lança d'ailleurs un appel d'offres pour le traitement d'environ deux tonnes de déchets médicaux accumulés en vingt-cinq ans, dont «près de 3 kg de produits chimiques hautement toxiques, ce qui présente un certain danger pour la sécurité de l'environnement de travail du centre», prévenait-il.

Les deux autres centres du CDC présents à Wuhan, Hubei CDC et China CDC, gèrent certainement mieux les déchets de leurs P3 respectifs. On y publie assez peu, mais le CDC comptait parmi ses priorités les recherches sur l'évaluation et la prévention du Sras et, depuis 2018, de la maladie que l'OMS dénomma «X». Selon le site de l'organisation internationale, cette maladie mystère «représente une épidémie internationale grave qui pourrait être causée par un agent pathogène actuellement inconnu». À Wuhan, les chercheurs pensèrent immédiatement que «la première maladie X pourrait être une maladie infectieuse transmissible causée par un nouveau coronavirus provenant de chauves-souris», comme l'expliquait en janvier 2020, quelques semaines après l'apparition du mal redouté, Zhengli Shi dans un article cosigné avec Shibo Jiang, un virologue de l'université Fudan à Shangai. Les auteurs y écrivent avoir développé «des inhibiteurs de fusion virale et des anticorps neutralisants avec une activité inhibitrice à large spectre contre les coronavirus humains divergents», et plus particulièrement un «*pan-CoV fusion inhibitor*» doté d'une «puissante activité inhibitrice contre l'infection par cinq coronavirus humains testés, y compris le Sars-CoV, le Mers-CoV et trois Sars-CoV de chauve-souris», d'après une publication de Shibo Jiang en 2019. L'article qu'il signe un an plus tard avec Zhengli Shi se conclut en suggérant de tester «le candidat vaccin anti-Sras à base de RBD» contre Sars-CoV-2. Pour faire face à la maladie X, on avait ainsi cherché à créer un vaccin apte à immuniser contre de multiples coronavirus, y compris celui qui menaçait d'arriver. Ce qui invite, afin de ne rien laisser de côté, à ajouter à la liste proposée par Drastic un autre établissement spécialisé dans les vaccins et les tests sur animaux, l'Institut biologique de Wuhan, installé dans le district Zhengdian, juste à côté du centre principal du WIV. À inspecter donc lui aussi comme dans une vraie enquête, avec un examen minutieux des cahiers de laboratoire, des procédures de sécurité et des rapports d'incidents de l'ensemble des projets menés ou programmés, sans oublier un audit des bases de données. Quoi de plus normal quand on enquête sur les origines du Covid…

«Vers une enquête à "rebrousse poils" de l'OMS en Chine?», se demande Yann Faure dans un article publié le 7 janvier sur le site *Les Crises*. Le professeur de sociologie lyonnais y poursuit son investigation sur le rôle des visons dans l'épidémie dont on a déjà relevé la pertinence au niveau des élevages italiens et espagnols. Il s'intéresse cette fois à la Chine, premier producteur mondial de fourrure. Cette filière économique importante y dispose d'un cheptel comptant plus de 20 millions de visons, mais aussi 17 millions de renards et près de 14 millions de chiens viverrins, une espèce qui pourrait avoir été à l'origine du Sras en 2003, bien que l'on ait communément accusé la civette. À l'époque, on avait désigné ce viverridé consommé pour sa viande, suite à la découverte d'animaux infectés dans un restaurant où des clients en avaient mangé avant de tomber malades. Mais les chiens viverrins avaient aussi été suspectés car porteurs du virus.

Zhengli Shi regrettait en 2007 dans un article de *Virus Research* qu'il ne soit « toujours pas clair si ce sont les chiens viverrins qui ont été infectés par les civettes ou l'inverse », et que « très peu de recherches [aient] été conduites pour échantillonner les chiens viverrins sauvages ou d'élevage ». Des élevages à l'époque déjà beaucoup plus importants que ceux des civettes. Tandis qu'on dénombrait 40 000 de ces dernières, les chiens viverrins étaient au moins cent fois plus nombreux, avec cinq à dix millions d'animaux, donc représentaient un enjeu économique tout autre. Faute de recherche, l'incertitude a perduré, mais après l'arrivée de Sars-CoV-2, le potentiel contaminateur des petits carnivores restait à l'esprit du grand virologue allemand Christian Drosten, spécialiste des maladies émergentes et codécouvreur du Sras. Il déclara ainsi en avril 2020 au *Guardian* : « Si quelqu'un me donnait quelques centaines de milliers de dollars et un laissez-passer en Chine pour trouver la source du virus, je chercherais dans les endroits où les chiens viverrins sont élevés. » Pékin ne l'a pas invité et les élevages de bêtes à fourrures n'ont jamais été investigués.

Yann Faure relève que les chiens viverrins, comme les renards et les visons, ne figuraient pas dans l'inventaire présenté par la presse des animaux vendus au marché de Wuhan avant sa fermeture. Pourtant, il y en avait. Un rapport de l'OMS du 5 novembre 2020 mentionne en effet la présence de renards et celle des visons figure dans une liste établie au Canada par le Centre des maladies infectieuses et l'Agence de santé publique. Les chiens viverrins apparaissent quant à eux sur des photos du marché prises début décembre 2019 et diffusées par *CNN*. Le trio à poils, dont on sait que chaque espèce est réceptive à Sars-CoV-2, était donc un contaminateur possible, mais tout le monde s'est focalisé sur des animaux plus exotiques. Et quand la Chine a interdit fin mai 2020 le commerce et l'élevage des animaux sauvages soupçonnés de propager des virus, elle a requalifié en espèces domestiques ces bêtes à fourrure lucratives et très sensibles aux coronavirus de type Sars. Dans son article, Yann Faure remarque pourtant que le site d'info chinois

Global Times présenta dès le 24 janvier 2020 le vison comme l'hôte intermédiaire le plus probable. Le journal s'appuyait sur une étude fondée sur l'analyse de séquences génétiques, initiée avec le soutien de l'Académie chinoise des sciences, du WIV et du CDC chinois. On peut y lire qu'« en comparant les modèles d'infectivité de tous les virus hébergés sur les vertébrés, nous avons trouvé que les virus du vison présentent un modèle d'infectivité plus proche de 2019-nCov ». En conséquence, « la chauve-souris et le vison peuvent être deux réservoirs candidats du 2019-nCov ». L'étude passera totalement inaperçue et quelques jours plus tard le pangolin sera présenté comme suspect numéro un. Une enquête dans les fermes à visons se serait imposée, d'autant qu'une chute inexpliquée de leur production a eu lieu en 2019 dans la province chinoise où se trouvent la plupart des élevages, le Shandong, à l'est du pays. Alors qu'en 2017 et 2018 quinze millions de peaux de visons y étaient produites, il n'y en a eu que 6,5 millions en 2019. « Une baisse de 55 %, propre à cette seule province, qui semble ne pouvoir s'expliquer que par une catastrophe ou un fléau brutal. D'autant que les productions de peaux de renards (5,7 millions) et de chiens viverrins (3 millions) issues du même territoire sont, elles, restées parfaitement stables », note Yann Faure. Il précise que cette région compte aussi des chauves-souris porteuses de coronavirus et « attirées par les hangars d'élevages qui leur fournissent un abri potentiel. Elles urinent et défèquent fréquemment sur tout ce qu'elles surplombent. Donc, potentiellement sur des cages contenant des visons ». Ce qui en fait pour Yann Faure non plus seulement des propagateurs susceptibles de provoquer des mutations du virus mais les candidats à privilégier pour leur rôle d'hôtes intermédiaires… juste avant l'Homme.

Depuis la fin de l'année 2020, le vison fait de plus en plus parler de lui. Le lendemain de la parution de l'article de Yann Faure, le 8 janvier 2021, c'est Zhengli Shi en personne qui reprend dans *Science* l'hypothèse défendue par le Français depuis quelques mois, mais dans une optique bien différente. Car si Faure pointe maintenant du doigt les élevages chinois du Shandong, Zhengli Shi parle, elle, de huit pays où l'on a détecté des visons infectés, mais pas de la Chine ! Elle voit dans le vison un « hôte possible du progéniteur direct du Sars-CoV-2 », en visant l'étranger et en portant dans la revue scientifique le discours que la Chine s'attache à diffuser depuis des mois par la voix de ses autorités et de ses médias : des traces de Sars-CoV-2 auraient été repérées dans le monde avant son apparition à Wuhan et le virus aurait bien pu arriver en Chine par le biais de produits surgelés importés. Ainsi, bien que Zhengli Shi appelle à des « enquêtes rétrospectives d'échantillons pré-épidémiques prélevés sur des visons ou d'autres animaux sensibles, ainsi que des humains » pour déterminer « quand le virus s'est répandu chez l'Homme », elle invite clairement à faire ça loin de chez elle.

La virologue du WIV écrit également, toujours dans *Science*, que la chaîne du froid suscite de « vives inquiétudes », en s'appuyant sur deux publications chinoises d'octobre et décembre 2020. Ces dernières constatent que Sars-CoV-2, comme bien d'autres virus, se conserve très bien à la surface et sur l'emballage de produits congelés à partir desquels il a pu être isolé, « ce qui montre que l'industrie des aliments surgelés importés » serait une voie possible de diffusion de l'épidémie. Un risque considéré comme « largement négligé », insiste-t-elle. Dans aucun autre pays ce mode de contamination n'a été perçu comme préoccupant et il n'a pas été observé. « Le virus peut être transporté par des produits surgelés, mais aucune étude n'a montré à ce jour qu'il soit contaminant, remarque Étienne Decroly. C'est hautement improbable car le nombre de particules virales infectieuses doit diminuer très fortement lors de la décongélation. Dans les laboratoires, on ajoute d'ailleurs des cryoprotectants – substances utilisées pour protéger les tissus biologiques du gel – afin de limiter ce problème. » Une manipulation que personne n'entreprendrait avant de se préparer un petit plat sorti du congélateur. Mais en soupçonnant la chaîne du froid, on intègre dans le lot des possibles contaminateurs originels les entreprises exportant de l'alimentation surgelée en Chine, au lieu de se focaliser sur Wuhan et ses environs. Et devinez ce que vont préconiser les experts de l'OMS par la voix de leur chef, lors de la conférence de presse qui clôture le 9 janvier la visite à Wuhan ?

À la tribune, le premier à s'exprimer est le professeur Lang Wannian, responsable du groupe de scientifiques chinois qui a apporté ses données aux experts internationaux. Il commence par signaler que dans l'étude globale sur l'origine de Sars-CoV-2 organisée par l'OMS, « ceci est la première partie, la partie chinoise ». Derrière lui, ce message est formulé en grosses lettres inscrites sur le mur : « *China part* ». Un appel très clair adressé aux autres pays à prendre à leur tour part à la recherche en collaborant avec l'OMS, comme le fait la Chine. Il rappelle que cette dernière a pour mission de travailler avec ses partenaires pour « identifier la source zoonotique de Sars-CoV-2 ». Il parle d'animal réservoir, d'hôte intermédiaire et d'un virus qui a ensuite dû muter pour être bien adapté à l'Homme et provoquer une pandémie. Sa circulation chez l'Homme n'aurait pas été observée en Chine avant le mois de décembre 2019, l'étude de 76 000 cas de patients hospitalisés avec des symptômes compatibles avec le Covid n'ayant pas révélé la présence du virus. En revanche, des « études non publiées » émanant de plusieurs pays et considérées comme très importantes témoigneraient d'une circulation du virus avant sa détection initiale. Bref, aucun malade précoce en Chine, pas même le cas du 17 novembre révélé par *South China Morning Post* dont il n'est pas fait mention. Aux autres pays donc de chercher chez eux l'origine du virus.

La parole passe à Peter Ben Embarek, qui remercie son hôte d'avoir présenté « leurs découvertes » et la façon dont ils ont travaillé. Le chef des experts de l'OMS annonce que quatre hypothèses ont été envisagées afin de n'écarter *a priori* aucune provenance possible du virus : un saut direct de l'animal réservoir à l'Homme ; l'intervention d'un hôte intermédiaire ; un incident de laboratoire ; et la nouvelle piste mise en avant par les Chinois, la chaîne alimentaire, « et en particulier le potentiel des produits surgelés », précise Ben Embarek. La vraisemblance respective de ces hypothèses a été évaluée « avec une approche rationnelle des arguments scientifiques » en combinant « toutes les informations collectées » durant les quatre semaines du séjour à Wuhan, ce qui servira à prioriser les futures recherches en suivant « une direction utile ». Résultat des courses : l'hôte intermédiaire est présenté comme le plus probable, suivi de près par la possibilité d'une transmission du virus par des produits surgelés. Le saut direct étant également possible, de nouvelles études sont donc recommandées pour cette hypothèse. Le scénario d'une fuite accidentelle du virus depuis un laboratoire est jugé, lui, « extrêmement improbable » et les experts considèrent sans intérêt de creuser davantage la question avec de nouvelles recherches. Répondant à une question posée par un journaliste, Peter Ben Embarek admet que des accidents de laboratoire peuvent se produire, mais indique qu'aucun virus identique ou extrêmement proche de Sars-CoV-2 n'était étudié ou connu avant l'épidémie. Un tel virus n'est recensé dans aucune publication et aucun travail de laboratoire. Exactement ce que dit l'article de « référence » d'Andersen.

Aucun desdits experts ne semble avoir envisagé qu'un virus puisse être étudié ou conservé sans que son identité soit rendue publique. Ont-ils inspecté les bases de données inaccessibles ou vérifié que certaines séquences de virus n'aient pas été effacées ou détruites ? Apparemment pas, car Peter Ben Embarek ne parle que de discussions, très convaincantes, avec les responsables et le personnel de « beaucoup de laboratoires » des environs. La mission de l'OMS ne s'est en effet pas contentée du WIV, ils ont aussi visité les centres du CDC du Hubei et de Wuhan, ainsi que l'université agricole de Huazhong, comme l'indique *Global Time* dans une infographie retraçant tout leur parcours. En écoutant les scientifiques de Wuhan parler de leur programme de surveillance médicale et de leur système d'audit, et en découvrant les mesures de sécurité au laboratoire P4 du WIV, l'idée qui s'impose est que rien n'a pu s'échapper d'un tel endroit. «Nous savons aussi que les accidents de laboratoire sont extrêmement rares, donc ce n'est pas ce qui pourrait arriver de façon ordinaire», insiste Peter Ben Embarek, se voulant toujours rationnel. Pas un mot sur la nature du virus et certaines de ses particularités qui pourraient faire penser à des travaux de gains de fonction.

Mais une nouvelle question d'un journaliste du *Wall Street Journal* permet de comprendre comment s'est forgée leur conviction. Le chef des experts révèle que l'équipe du WIV leur a également rendu visite et qu'il y a eu entre eux des «interactions substantielles». Ils «ont travaillé avec nous», souligne Ben Embarek, qui a beaucoup apprécié que les chercheurs du WIV leur aient expliqué comment réfuter tel ou tel argument défendant l'hypothèse du laboratoire en l'associant aux gains de fonction. Ils ont en effet échangé sur la façon «d'améliorer la communication» sur cette question et cela a aidé l'équipe de l'OMS à savoir «comment fournir les bons arguments à l'avenir pour une meilleure explication de leur position, de leur vue», car «ils sont évidemment les plus à même de rejeter ces réclamations et d'apporter des réponses à toutes les questions qui se posent», déclare Peter Ben Embarek. Mais en assumant un tel degré de connivence, en revendiquant faire siens les arguments de ceux qui pourraient vouloir taire la survenue d'un accident et ne pas révéler les recherches impliquées, le chef des experts internationaux révèle, malgré lui, que l'OMS n'a pas mené d'enquête. La fameuse inspection s'est transformée en cette visite de courtoisie qui a permis de relayer au monde entier le message que voulaient faire passer les autorités chinoises: rien à signaler à Wuhan. En conclusion, Peter Ben Embarek aura cette réflexion un brin surréaliste sur sa mission de terrain à la rencontre des premiers malades du Covid-19: «C'était d'une certaine façon fascinant de réaliser que ces gens ne détiennent pas d'indices intéressants. Quand on parle à l'un d'entre eux, on pense immédiatement qu'il doit avoir des habitudes particulières, comme de randonner en montagne ou d'avoir des animaux sauvages à la maison, mais vous réalisez qu'ils sont en fait vraiment comme nous tous, sans histoire particulière. Ceci illustre combien était difficile notre travail et pourquoi on ne pouvait pas obtenir toutes les réponses en quelques semaines d'étude.» En clair, faute d'avoir trouvé un pangolin gambadant dans le salon d'un patient zéro ou un amateur de bivouacs dans des grottes peuplées de chauves-souris, on s'est donc contenté d'imaginer une nouvelle origine à base de surgelés importés.

«Personne ne pourrait être assez mal informé ou assez peu intelligent pour considérer "la chaîne du froid, les produits surgelés" comme l'explication de la façon dont le Sars-CoV-2 est arrivé à Wuhan», tweete très vite le microbiologiste américain Richard Ebright. Précisons que si des produits surgelés étaient bien vendus au marché Huanan, pas la moindre trace n'a été détectée sur ceux qui ont été testés. Notons aussi que Peter Ben Embarek a admis lors de la conférence de presse que personne ne sait «vraiment si le virus peut se transmettre aux humains» depuis un produit congelé. À l'instar d'Étienne Decroly, Lawrence Young, virologue de l'université anglaise de Warwick, estime dans un article de *New Scientist* du 12 février «extrêmement improbable que le virus se soit propagé par ce type de voie». Pour une raison simple: la membrane lipidique grasse qui enveloppe Sars-CoV-2, très vulnérable aux cycles de congélation et de décongélation, et sans laquelle le virus perd son pouvoir d'infection. Improbable, mais pas impossible. Deux dockers du port chinois de Qingdao ont été testés positifs en septembre 2020 et le coronavirus a été trouvé sur une cinquantaine d'échantillons d'emballage de morue. Julian Tang, un autre virologue de l'université de Leicester interrogé par *New Scientist*, estime donc: «Si cela se produit une fois sur un million dans la population humaine, vous pourriez avoir une propagation.» Mais alors pourquoi la Chine, grande puissance scientifique, n'a pas fait une démonstration dans les règles de l'art de cette possibilité, avec publication dans une grande revue, pour apporter au monde la preuve éclatante que l'origine de l'épidémie pourrait être un produit surgelé importé à Wuhan ? Un manque que les experts préconisent de combler sans plus attendre. Tout en se contentant dans le même temps des objections formulées par les employés des principaux laboratoires suspects de l'inanité de l'hypothèse accidentelle...

Concernant les élevages, Lang Wannian a parlé de milliers de tests, tous négatifs, effectués sur des animaux tels que des porcs, des vaches, des chèvres, des poulets ou des canards, mais quid des bêtes exploitées pour leur fourrure ? Pourquoi ne pas avoir suivi cette piste que l'on s'attendait pourtant à voir explorée ? *Libération* écrivait d'ailleurs le matin de la conférence de presse de l'OMS que « deux pistes majeures devaient être examinées : une fuite accidentelle du coronavirus d'un laboratoire de Wuhan ou l'hypothèse d'une transmission à l'Homme des élevages intensifs d'animaux à fourrure et notamment les visons ». Ces deux possibilités étaient les plus discutées depuis deux mois. L'une a été écartée de manière arbitraire, l'autre ignorée.

Difficile de s'en satisfaire, tout comme des affirmations qu'aucun malade n'a été repéré dans la région de Wuhan avant le mois de décembre. Le 13 février, l'expert australien Dominic Dwyer informe d'ailleurs l'Agence Reuters que l'équipe de l'OMS avait demandé les données brutes sur les premiers cas de patients, ce qu'il qualifie de « pratique standard lors des enquêtes sur les épidémies », mais qu'elle n'en a reçu qu'une synthèse. Surtout, il rappelle dans un article de *Nature* du 10 février que « l'absence de signaux clairs de transmission ne signifie pas que le virus n'était pas déjà établi dans la communauté. L'analyse de l'équipe était basée sur des données limitées et un système de surveillance non conçu pour repérer un virus qui pouvait se propager silencieusement ». Pour savoir si le virus était arrivé plus tôt, les chercheurs auraient dû « suivre ce qui se passait dans la communauté au sens large, pas seulement dans les établissements de santé». En somme, il conviendrait de mener une «vraie» enquête, chez les hommes comme chez les animaux, et aussi dans les laboratoires à propos desquels Dominic Dwyer reconnaît ne pas pouvoir savoir si on leur a tout montré, mais aussi que «le groupe n'a pas été conçu pour effectuer un examen médicolégal de la pratique de laboratoire».

Les critiques sont nombreuses sur cette conférence de presse où les experts internationaux semblent avoir fait leur la position chinoise sur l'origine du virus. À la Maison-Blanche, la porte-parole annonce que les Américains veulent examiner eux-mêmes les données: «Nous avons exprimé nos préoccupations concernant la nécessité d'une transparence totale et d'un accès depuis la Chine et l'OMS à toutes les informations concernant les premiers jours de la pandémie», déclare Jen Psaki. Mis sous pression, le directeur général de l'OMS relativise, le 12 février, les premières conclusions en indiquant que la mission a été «un exercice scientifique très important dans des circonstances très difficiles». Tedros Adhanom Ghebreyesus contredit surtout Peter Ben Embarek en assurant que «toutes les hypothèses restent sur la table» et qu'elles devront toutes faire l'objet de nouvelles études, y compris donc celle de l'accident de laboratoire, dont l'examen s'est jusqu'ici limité à quelques initiatives marginales. De là à passer de la parole aux actes, un grand pas reste à faire pour le patron de l'OMS. En attendant, Peter Ben Embarek a déjà commencé à changer de discours. Le 13 février, il évoque pour la première fois dans un entretien à l'AFP «un ensemble de frustrations», et lâche: «Nous voulons plus de données. Nous avons demandé plus de données.» Peut-être aurait-il fallu les chercher…

Au fait, où sont les indices clés que nous promettait Peter Daszak? Je n'ai rien entendu de significatif lors de la conférence de presse. Aucune découverte. Seul le président d'EcoHealth Alliance en a relevé une l'intéressant directement. Après la conférence, il a réagi sur Twitter à propos de l'annonce faite à la tribune par la virologue néerlandaise Marion Koopmans : parmi les animaux présents au marché, plusieurs appartenaient à des espèces sensibles aux coronavirus, « comme le blaireau furet », a-t-il pris le soin de préciser dans son tweet. Or on aurait identifié des fermes d'où proviendraient certains de ces animaux « dans des régions où les chauves-souris hébergent des coronavirus apparentés » à Sars-CoV-2. « Ceci, pour moi, est une découverte essentielle », concluait Peter Daszak. Je me suis alors demandé si ce blaireau devenait la piste à suivre, mais Daszak m'a vite éclairé sur son horizon. Car en s'appuyant sur les propos du président d'EcoHealth Alliance, un article du *Global Time*, le journal quasi officiel du régime chinois, raconte que les experts de l'OMS « examinent l'Asie du Sud-Est comme leur cible pour retracer les origines du coronavirus » et que Peter Daszak y voit « le prochain lieu de l'investigation ». Il évoque des virus proches de Sars-CoV-2 présents au Cambodge, au Japon et en Thaïlande, et annonce : « EcoHealth Alliance commence déjà notre travail pour retracer ses origines. » Une déclaration en phase avec la parution très opportune, ce 9 février, d'un article dans *Nature communications*. Supervisé par Linfa Wang, ce papier porte un titre qui ne laisse quasiment plus planer le moindre doute : « Preuve de la présence de coronavirus liés au Sars-CoV-2 circulant chez les chauves-souris et les pangolins en Asie du Sud-Est ». Des séquences génomiques entières ont été obtenues à partir de cinq chauves-souris dans une grotte thaïlandaise et l'isolat d'un nouveau coronavirus, appelé RacCS203, a été comparé à Sars-CoV-2. Curieusement, le niveau d'identité des génomes complets n'est pas rapporté dans l'article, puisque seul celui d'une partie du gène codant appelé RdRp est mentionné, avec dans cette zone une identité de 95,86 %. On apprendra vite que sur la totalité du génome, il n'y a que 91,5 % d'identité entre RacCS203 et Sars-CoV-2. Mais des anticorps neutralisants de ce dernier « ont également été détectés chez des chauves-souris de la même colonie et chez un pangolin à un point de contrôle de la faune dans le sud de la Thaïlande», indique en revanche la publication de *Nature communications*, qui considère que cette étude a étendu la distribution géographique de la famille des virus liés à Sars-CoV-2, dénommée SC2r-CoV, «sur une distance de 4 800 km». Une surveillance transfrontalière serait donc «nécessaire de toute urgence pour trouver le virus progéniteur immédiat du Sars-CoV-2», concluent les auteurs.

Ébranlé par ce papier, j'interroge Étienne Decroly, qui apporte quelques bémols. «Ce virus thaïlandais est génétiquement plus distant que RaTG13 et ne reconnaît pas l'Ace2. La liste des virus de la famille de Sars-CoV-2 s'allonge, mais il n'y a toujours pas d'ancêtre proximal ni d'insertion au niveau du site furine, contrairement aux affirmations du texte publié par *Nature*», me fait-il remarquer. Serge Morand, l'écologue du CNRS qui travaille sur les maladies émergentes en Thaïlande où il recherche des virus dans des populations vivant à proximité des chauves-souris, se montre encore plus sévère. Selon lui, «cet article au titre racoleur est proprement révoltant. C'est seulement la confirmation que les virus de chauve-souris et de pangolin sont également présents en Thaïlande. La belle affaire! On le savait déjà, et c'est assez normal pour des virus de la faune sauvage qui circulent depuis des décennies ou des siècles dans leurs populations hôtes et sur l'aire de répartition de ces espèces. La méthodologie utilisée pour détecter les anticorps n'est pas claire et la réponse immunitaire obtenue pas forcément spécifique car il y a beaucoup d'immunité croisée chez les CoV». L'écologue est furieux: «Ils n'ont donc pas du tout trouvé le Sars-CoV-2 et ce papier va seulement dans un sens défendu par certains scientifiques, notamment les Chinois qui veulent nous envoyer chercher ailleurs qu'en Chine. En attendant, on n'est pas plus avancé qu'il y a un an.» Mais la confusion est encore plus grande. Il serait temps de revenir aux fondamentaux de la science.

8. Une exigence de science

Le 15 février, l'association de lanceurs d'alerte USRTK divulgue, grâce au droit américain à l'accès aux données, un édifiant échange d'e-mails entre certains des principaux protagonistes de ce qui ressemble de plus en plus à un polar scientifique.

«J'ai parlé à Linfa la nuit dernière», écrit Peter Daszak, le président d'EcoHealth Alliance, dans un message adressé à Ralph Baric, le microbiologiste de l'université de Caroline du Nord, qu'il a intitulé: «Pas besoin pour toi de signer la déclaration, Ralph!!!» La déclaration en question est la fameuse tribune du *Lancet* qui catalogue l'hypothèse d'un accident de laboratoire comme une théorie du complot. Ralph Baric et Linfa Wang, professeur au Global Health Institute de Singapour, font partie des six premiers destinataires de cette déclaration rédigée par Peter Daszak, que celui-ci leur adresse le 6 février 2020 à l'heure du déjeuner, pour les inviter à la signer afin de prendre la défense de ces chercheurs chinois avec lesquels ils collaborent «depuis de nombreuses années», rappelle-t-il alors. À 15 h 16, Daszak envoie donc ce nouveau message à Ralph Baric pour lui dire que Linfa Wang l'a convaincu que tous les trois ne devraient pas signer le texte. «Ainsi, il aura une certaine distance par rapport à nous et ne sera pas contre-productif», explique-t-il, en précisant que les autres destinataires de l'e-mail précédent vont le signer. «Ensuite, je l'enverrai à d'autres personnes clés ce soir. Nous allons le présenter de manière à ne pas le relier à notre collaboration afin de maximiser une voix indépendante.» Peter Daszak met son plan à exécution. Il commence par envoyer sa tribune à six scientifiques dont Ralph Baric et Linfa Wang, ces spécialistes des coronavirus de renommée mondiale dont la présence pourrait motiver les autres, tout en ayant déjà convenu avec l'un d'eux qu'ils n'apparaîtront pas comme signataires. Une ruse approuvée par Ralph Baric, dans sa réponse envoyée à 16 h 01 : «Je crois aussi que c'est une bonne décision, estime-t-il. Sinon cela aurait l'air de nous servir et on perdrait de l'impact.»

Le président d'EcoHealth Alliance s'est peut-être finalement rendu compte que sa propre duplicité serait trop flagrante vis-à-vis des autres signataires sollicités, car il signera tout de même la tribune, mais sans apparaître comme son initiateur et rédacteur. L'épisode montre néanmoins comment il a pu œuvrer en coulisse, de concert avec Linfa Wang et Ralph Baric, afin de discréditer une hypothèse certainement déplaisante pour eux et leur partenaire du WIV, l'accident de laboratoire, à l'aide d'une revue prestigieuse et de scientifiques ignorant probablement leurs manigances.

Aujourd'hui, Peter Daszak et Linfa Wang s'emploient à diriger la recherche de l'origine de Sars-CoV-2 hors de Chine. La dernière publication du virologue de Singapour sur le virus thaïlandais a en quelque sorte posé le décor d'une provenance possible en décrivant une vaste zone transfrontalière allant de la Thaïlande au Japon, où l'on a également trouvé récemment un coronavirus de chauve-souris jugé proche de Sars-CoV-2. Son identité génomique de 81,50 % est certes loin d'être extraordinaire, mais il a lui aussi été intégré à la famille des sarbécovirus apparentés au responsable du Covid-19, à laquelle on a donné le nom de SC2r-CoV. Le virus japonais comme le thaïlandais y rejoignent RaTG13, RmYNO2, tous deux originaires du Yunnan, ainsi que ZXC21 et ZC45, les cousins collectés dans la province du Zhejiang à l'est de la Chine. Mais Daszak et Wang appellent seulement à prospecter vers l'Asie du Sud-Est. Une exploration pour laquelle EcoHealth Alliance a empoché une subvention des NIH l'été dernier.

L'est de la Chine, beaucoup moins étudié que le Yunnan, aurait pourtant pu constituer une autre piste intéressante car la région est également située dans la zone transfrontalière de 4800 km, considérée comme le territoire de la famille SC2r-CoV par l'article de Linfa Wang, et cela rapprocherait la recherche des élevages de vison. Peut-être en trouve-t-on d'ailleurs dans la province d'où proviennent ZXC21 et ZC45, le Zhejiang. Une simple recherche sur Google m'apprend qu'on y trouve le plus grand centre mondial de commerce de fourrure de vison, la ville de Yuyao. La production chinoise provient à 95 % de quatre autres provinces, mais il est possible que certains éleveurs se soient installés à proximité de ce lieu de négoce. Et le Shandong, la province qui mène la danse dans le secteur, se trouve à 800 kilomètres au nord. Pas la porte à côté, mais beaucoup plus près que la Thaïlande, à une latitude équivalente à celle du sud du Japon, et des millions de visons pourraient y être candidats au rôle d'hôte intermédiaire.

Face à cet appel vers l'Asie du Sud-Est prononcé de concert par Peter Daszak et l'article de Linfa Wang publié dans *Nature communications* le jour de la conférence de presse clôturant la mission de l'OMS à Wuhan, je ne peux m'empêcher de penser à une tentative de diversion. Reste que ce territoire mitoyen de la Chine où vivent chauves-souris et pangolins n'en est pas moins intéressant et donc à intégrer dans la recherche de l'origine de Sars-CoV-2. Selon le biologiste de l'évolution Alexandre Hassanin, des pangolins auraient pu y devenir des hôtes intermédiaires. L'idée lui est venue suite à la récente découverte dans un congélateur de deux coronavirus de chauve-souris, entrés eux aussi à la fin du mois de janvier dans la famille SC2r-CoV. Des scientifiques du Muséum national d'histoire naturelle de Paris les avaient collectés fin 2010, avant de les laisser en dépôt à l'institut Pasteur du Cambodge. Des chercheurs y ont eu l'idée de les tester pour voir s'il s'agissait de sarbécovirus, genre devenu très prisé dans les laboratoires. Un test PCR les a reconnus comme de type Sars et les échantillons ont été envoyés à l'institut Pasteur de Paris pour un séquençage complet. Ces deux virus trouvés dans une grotte cambodgienne, et nommés pour l'occasion RshSTT182 et RshSTT200, affichent une identité génomique de 93 % avec Sars-CoV-2, ce qui en fait les troisièmes plus proches après RaTG13 (96 %) et RmYNO2 (94 %). Ce sont surtout les premiers aussi similaires à ne pas venir de la province du Yunnan. Ils sont issus d'une espèce de chauve-souris que l'on ne trouve pas en Chine, mais dans cette Asie du Sud-Est où des pangolins peuvent encore côtoyer les mammifères ailés dans leurs grottes, comme le note dans un article du site *The Conversation* Alexandre Hassanin, l'un des auteurs de la prépublication présentant ces deux virus. Il émet l'hypothèse que des pangolins contaminés et braconnés auraient été importés en Chine où ils auraient croisé en captivité des petits carnivores tels que la civette, le chien viverrin ou le blaireau, tous très sensibles aux sarbécovirus. L'un d'entre eux aurait été infecté, puis placé dans un élevage où il aurait pu « très rapidement transmettre le virus à ses congénères [...]. Cet effet “boule de neige” pourrait être la dernière étape à l'origine de la pandémie de Covid-19 ». Une hypothèse facile à tester selon le chercheur. En effet, des articles scientifiques sur les visons et les chiens viverrins élevés en Chine ont révélé ces dernières années des infections par plusieurs virus respiratoires. « Il y a eu de multiples campagnes de prélèvements biologiques (sang, organes et fèces), en déduit Alexandre Hassanin. Il serait souhaitable que nos collègues chinois ressortent ces échantillons des congélateurs pour étudier une possible infection par des sarbécovirus. Cela pourrait s'avérer très utile pour mieux comprendre pourquoi les épidémies émergent en Chine et pas ailleurs. » Le rôle du pangolin s'expliquerait alors par sa proximité captive avec des animaux sauvages destinés à l'élevage, comme cela arrive fréquemment en Chine. Le questionnement d'Alexandre Hassanin est pertinent, mais je crains qu'il ne retienne guère l'attention des autorités chinoises visiblement plus soucieuses de porter la recherche hors de leur pays que de comprendre pourquoi les pandémies démarrent en Chine.

Malgré l'article de Zhengli Shi présentant le vison comme un hôte intermédiaire possible et la sensibilité à Sars-CoV-2 d'autres animaux à fourrure, la Chine n'a pas lancé d'investigation sur les fermes qui les élèvent intensivement. Aucune n'a en tout cas été annoncée. La recherche chinoise ne s'est pas illustrée pour repérer de nouveaux virus susceptibles de nous en apprendre davantage sur l'histoire et l'origine de Sars-CoV-2. Mis à part son plus proche parent, RaTG13, en janvier 2020, et RmYNO2 dont le génome a été faussement présenté quelques mois plus tard comme contenant une insertion similaire à celle du site furine de Sars-CoV-2, aucun article sur un virus susceptible d'appartenir à la famille SC2r-CoV n'a été publié depuis le début de la pandémie par les Chinois. Pourtant, le WIV a reconnu détenir huit coronavirus de type Sars collectés dans la mine du Mojiang où l'on a trouvé RaTG13, mais sans communiquer leurs génomes à la communauté scientifique. La Chine me paraît encourager à chercher des coronavirus au-delà des frontières, tout en gardant au frigo ceux que les chercheurs du monde entier correctement informés voudraient pouvoir étudier. Et, comme pour éviter que quiconque n'aille chercher un de leurs descendants, Pékin empêche tout accès à la mine où ont été trouvés les mystérieux virus.

Les experts de l'OMS n'ont pu que se heurter à cette absence de transparence. D'ailleurs, après le satisfécit de passage devant les caméras, certains commencent à évoquer telle ou telle zone d'ombre. D'abord dans la recherche de malades précoces, tout sauf un détail. Officiellement, le premier cas connu de Covid-19 est aujourd'hui daté au 8 décembre 2019. Ce qui écarte le cas du 17 novembre révélé par *South China Morning Post*, mais aussi celui du 1er décembre évoqué dans l'étude publiée le 24 janvier 2020 dans le *Lancet* par des chercheurs chinois financés par l'Académie des sciences médicales, la Fondation nationale des sciences naturelles et le ministère de la Science et de la Technologie, un travail donc très officiel. En un an, non seulement la recherche n'a rien trouvé, mais elle a reculé. Dans un entretien à *Science*, Peter Ben Embarek, le chef des experts de l'OMS, n'aborde pas cette étrangeté, mais il explique comment la Chine a attendu leur venue pour chercher des cas de Covid précoces dans les mois précédant l'émergence de l'épidémie, de façon succincte, et selon ses critères : « Avant notre arrivée, les collègues chinois ont identifié dans leur système de surveillance 72 000 cas de maladies de type grippal, de fièvres et de pneumonies. » Parmi ces cas potentiels, seulement 92 ont été sélectionnés et les 67 qui étaient disponibles ont subi des tests sérologiques, tous négatifs. Les experts ont demandé des études complémentaires. « Nous voulions revenir immédiatement en arrière et examiner les 72 000 cas d'une manière différente », rapporte Ben Embarek, car « passer de 72 000 à 92 montre que les critères étaient peut-être un peu trop stricts ». Cela aurait provoqué les discussions les plus animées du séjour à Wuhan.

L'attentisme de la Chine vis-à-vis des cas précoces tranche avec sa célérité lors de la découverte, en octobre 2020, d'un cluster dans la ville de Qingdao : la totalité de ses 11 millions d'habitants a ici été testée en cinq jours, sans trouver de nouveaux cas positifs. La base des séquences génomiques de la dizaine de malades a été analysée et l'origine du cluster vite attribuée aux deux dockers qui ont déchargé de la morue importée le 19 septembre. Aucun lien de contamination n'a été établi avec ce produit surgelé, mais l'idée que la chaîne du froid pourrait conduire à une contamination s'est largement diffusée grâce à l'histoire des dockers de Qingdao. Il est vrai que depuis le mois de juin, après la détection de fragments de Sars-CoV-2 sur de la nourriture en provenance de l'étranger, les surgelés importés font l'objet d'une surveillance et le doute plane. Depuis, plus de 1,4 million d'échantillons ont été analysés et seuls quelques dizaines se sont avérés positifs, ce qui fait peu pour une année de pandémie et sans le moindre cas prouvé de transmission humaine, bien que des moyens considérables aient été déployés pour en détecter. Dans *Science*, Peter Ben Embarek considère que ce mode de contamination éventuel mérite d'être étudié, mais qu'il faut distinguer la situation de 2020 de celle de 2019, où la chaîne du froid « n'était pas une voie d'introduction possible», car il n'y avait alors eu nulle part dans le monde «d'épidémie généralisée de Covid-19 dans les usines alimentaires». Un vrai revirement pour le représentant de l'OMS qui avait officialisé, face caméras, le surgelé importé comme une origine possible quelques jours plus tôt à Wuhan.

Le discours du chef des experts évolue depuis qu'il a quitté la Chine. Lui qui avait déclaré qu'aucune preuve n'établissait une transmission du virus avant décembre 2019 révèle, toujours dans *Science*, que l'examen des échantillons génétiques des premiers cas de malades recensés a permis d'observer treize souches de virus différentes. Ce qui suggère une présence de Sars-CoV-2 dans la province du Hubei antérieure au mois de décembre et fait réagir Étienne Decroly. «Cette diversité du virus en décembre n'est pas compatible avec un début d'épidémie en décembre, note le virologue. La présence de ces treize souches atteste d'une circulation à Wuhan déjà conséquente après un certain nombre de mutations, qui correspondrait plutôt à un démarrage vers le mois de septembre.» L'examen des séquences de ces souches et l'analyse approfondie de données plus larges concernant les patients en 2019 pourraient apporter de précieux indices, mais la géographie de l'émergence du Covid-19 est devenue un enjeu politique. Les autorités chinoises cherchent à la mondialiser en relevant le moindre signe suggérant que le virus, avant l'apparition de la pandémie à Wuhan, aurait pu circuler en Espagne, en Italie ou aux États-Unis. Mais la présence précoce de Sars-CoV-2 dans ces pays n'a pas été pour l'instant démontrée de manière convaincante et nulle part dans le monde ailleurs qu'à Wuhan on n'a connu en 2019 l'effet principal de ce virus, une épidémie avec des malades contagieux.

Le 10 février 2021, en lisant *Le Monde*, je découvre de nouvelles informations sur une présence précoce de Sars-CoV-2 hors de Chine. Sous la plume de Stéphane Foucart, il est écrit que «le virus circulait sans doute en France dès novembre 2019». Une étude dirigée par le professeur Fabrice Carrat, directeur de l'Institut Pierre-Louis d'épidémiologie et de santé publique, a été publiée quatre jours plus tôt dans l'*European Journal of Epidemiology*. À l'aide de deux tests, dont un très spécifique à Sars-CoV-2, les scientifiques ont analysé 9 144 échantillons sanguins et treize d'entre eux prélevés entre novembre et décembre 2019 se sont avérés deux fois positifs. Stéphane Foucart note que « ces résultats confortent d'autres travaux italiens suggérant que les premiers cas d'infection par le nouveau coronavirus remontaient, en Italie, au mois d'octobre 2019 ». Mais alors que la méthodologie italienne a été « jugée fragile », l'analyse française serait plus solide et mettrait à mal « l'hypothèse d'un départ de l'épidémie sur le marché de Huanan, à Wuhan, en Chine, au début du mois de décembre 2019 ». Ce qui n'exclut pas une origine chinoise plus précoce et pourrait au contraire suggérer une présence du virus en Chine avant le mois de décembre. Tout comme les cas suspects des athlètes ayant participé aux jeux militaires à Wuhan en octobre. *Le Monde* rappelle d'ailleurs que ces analyses sanguines ne remettent pas en cause « les connaissances acquises sur la phylogénie du virus – les souches du Sars-CoV-2 circulant actuellement dans le monde dérivant toutes d'un virus apparu vers septembre-octobre 2019, dans la province chinoise du Hubei ». Un constat conforté par une puissante étude américaine prépubliée au mois de janvier[1]. Grâce à une technique d'analyse des mutations de près de 30 000 génomes de Sars-CoV-2, récupérés sur la base de données mondiale Gisaid et échantillonnés entre le 24 décembre 2019 et le 7 juillet 2020, les chercheurs ont pu identifier un progéniteur commun renvoyant entre la mi-octobre et début novembre 2019. Des mutations seraient survenues avant les premiers génomes collectés, sans doute similaires à celles que l'on pourrait trouver sur les treize souches évoquées par Peter Ben Embarek. Des mutations

1. KUMAR S., *et al.*, « *An evolutionary portrait of the progenitor Sars-CoV-2 and its dominant offshoots in COVID-19 pandemic* », https://www.biorxiv.org/content/10.1101/2020.09.24.311845v3

non durables, comme me l'explique Étienne Decroly: «On observe très souvent des mutations ponctuelles qui ne sont ensuite pas conservées car la propagation de ce variant s'estompe progressivement, dans la mesure où ces virus se répliquent moins efficacement. C'est évidemment arrivé à Sars-CoV-2 durant les premiers mois. Des variations ponctuelles n'ont pas été conservées, leur propagation étant altérée, alors qu'en même temps on observait une grande stabilité génétique du virus.» L'étude américaine en donne d'ailleurs la raison en observant que le génome du progéniteur commun possédait déjà l'ensemble des séquences protéiques nécessaires au virus pour infecter, se propager et survivre chez l'Homme. En analysant les premières mutations, les auteurs de l'étude parviennent aussi à le localiser, ainsi que ses premiers descendants, et ces lignées ancestrales ne mènent pas en Europe ou aux États-Unis, mais bien en Asie.

À peu près tout converge, sans grande surprise, vers le lieu d'émergence de la pandémie et, comme l'a estimé à son retour de Wuhan Dominic Dwyer, l'expert australien, il ne fait guère de doute que «cela a commencé en Chine». Des traces du virus dans d'autres pays à l'automne 2019 pourraient simplement résulter de sa capacité naturelle à voyager à l'ère de la mondialisation où la Chine occupe une place majeure, connectée au reste de la planète par ses aéroports internationaux comme celui de Wuhan. Mais pas plus en France qu'en Italie, ces traces de Sars-CoV-2 non assorties d'une propagation de l'épidémie ne paraissent significatives de sa provenance initiale. Étienne Decroly peut ainsi me résumer la situation: «Je n'ai encore vu aucune piste crédible démontrant une origine extérieure à la Chine.»

Au-delà des considérations géographiques, une seule piste biologique originelle a également été jugée crédible par la plupart des scientifiques et leurs relais médiatiques. Un unique objet de recherche défini très clairement par la résolution WHA73.1

adoptée en mai 2020 par l'Assemblée mondiale de la santé : identifier la source zoonotique de Sars-CoV-2. « Zoonotique » à l'exclusion de toutes les autres, ce qui a limité le champ d'action de la science. Une cause évidente en apparence parce qu'elle s'inscrit dans un contexte environnemental mondial de prise de conscience des méfaits de l'Homme sur son environnement. C'est en teneur le titre de l'article publié par le zoologue Henri Cap au début de l'été 2020 sur le site du Muséum d'histoire naturelle de Toulouse : « La nature contre-attaque ? » Beaucoup se sont dispensés de point d'interrogation, la punition allant de soi. « Je suis très sollicité pour alimenter un discours sur la zoonose qui serait une vengeance de la nature et permet de rationaliser le Covid-19 », me confie l'anthropologue Frédéric Keck. Il est vrai qu'il a écrit *Les Sentinelles des pandémies*, un livre qui soutient l'idée que le développement de la Chine provoquerait l'apparition de nouveaux virus, la manifestation d'une crise écologique à laquelle on s'attendait. La déforestation, l'urbanisation et le bouleversement des relations entre l'humain et des animaux dont on s'accapare les territoires, tout cela constitue en effet un cocktail favorisant les zoonoses. Le réchauffement climatique aurait aussi pu jouer un rôle dans la survenue de Sars-CoV-2 en contribuant à offrir de nouveaux habitats aux espèces réservoirs de coronavirus. Dans une étude publiée le 26 janvier dans *Science of the Total Environment*, des chercheurs de l'université de Cambridge ont d'ailleurs modélisé la présence de populations de différents types de chauve-souris, en utilisant des données de température et de pluviométrie pour déterminer la localisation du type de végétation constituant leur habitat. Sur les cent dernières années, 40 espèces de chauve-souris ont vu leurs conditions de vie s'améliorer et leur nombre croître dans une zone couvrant le Yunnan au sud de la Chine, la Birmanie et le Laos. Un point chaud mondial du changement climatique.

Les auteurs ne prétendent pas que la pandémie ne serait pas survenue sans le réchauffement, mais, interrogé par l'AFP, le responsable de l'étude, Robert Myer, précise que «le changement climatique et les destructions d'écosystèmes mettent en contact plus fréquent humains et animaux, et peuvent pousser les pathogènes vers nous». Directement via les chauves-souris? Cela reste à prouver, mais c'est l'hypothèse privilégiée par Ralph Baric qui a vu dans son laboratoire et lors de ses collaborations avec Zhengli Shi qu'un transfert de coronavirus de la chauve-souris à l'Homme était possible. Les anticorps retrouvés chez les habitants du Yunnan vivant à proximité des mammifères ailés laissent aussi penser à une possible contamination sans forcément d'intermédiaire, mais pas RaTG13. Comme le montre un article de *Nature communications* du 5 février 2021, la protéine Spike du plus proche parent connu de Sars-CoV-2 ne peut pas se lier au récepteur Ace2 humain, pas plus d'ailleurs qu'à celui du pangolin, autre objet de l'étude. En revanche, la Spike du virus d'un des pangolins malais saisis par les douanes chinoises se lie très bien à un Ace2 humain. Pour les signataires de l'article, le virus du pangolin pourrait donc avoir sauté directement vers l'Homme. Retour au scénario du pangolin? Pas vraiment, ces scientifiques semblent ne pas avoir tenu compte d'une donnée surprenante issue pourtant de leur analyse comparative: la liaison de la Spike du virus de pangolin s'avère dix fois plus efficace avec l'Ace2 humain qu'avec celui du… pangolin! Ce qu'a tout de suite relevé Étienne Decroly: «C'est tout à fait inconsistant avec un virus qui circule dans cette espèce et cela semble surtout montrer la possibilité d'une contamination des pangolins ou des prélèvements effectués sur les animaux saisis.» Ceux-là mêmes qui ont été utilisés dans tous les articles publiés au printemps 2020…

La chasse en Asie du Sud-Est conduira vraisemblablement à collecter des échantillons de virus de pangolin plus fiables et peut-être plus proches de Sars-CoV-2 que tout ce que les chercheurs ont dans leur frigo jusqu'ici. La pandémie semble justifier plus que jamais la recherche chez des animaux sauvages de pathogènes qu'ils pourraient un jour nous transmettre, une démarche préconisée depuis une dizaine d'années de manière préventive. Avec des programmes tels que Predict, financé par l'Agence des États-Unis pour le développement international (Usaid), des centaines de millions de dollars ont été dépensés pour rechercher des virus zoonotiques à potentiel pandémique. EcoHealth Alliance en a largement bénéficié et se présente très justement sur son site Internet comme travaillant « à la pointe de ce domaine » en « testant les espèces sauvages à haut risque ».

Mais certaines voix commencent à s'élever contre cette pratique, comme l'a remarqué l'anthropologue Frédéric Keck : « J'entends des virologues dire qu'il faut arrêter ce type de recherche. On reproche à certains de jouer aux apprentis sorciers et on se demande si la recherche biologique n'a pas amplifié le problème en augmentant la circulation de ces virus que l'on va collecter. » Des souches mises au frigo qui font parfois l'objet de travaux pour les rendre plus dangereuses pour l'Homme. Les fameuses expériences de gains de fonction qui peuvent accroître leur contagiosité ou les doter de la capacité à franchir la barrière d'espèce, avec toujours le risque d'un accident de laboratoire, d'une fuite qui relâcherait dans une zone urbaine un virus pandémique qui ne faisait de mal à personne dans son environnement naturel peuplé de chauves-souris généralement asymptomatiques. En écoutant Frédéric Keck, me revient en mémoire ce tweet du virologue Andrew Rambaut qui rappelait, en novembre 2019, que trouver des nouveaux virus ne permet pas de « savoir ce qui peut être important ou qui peut émerger ». Il en existe tellement dans la nature, comment avoir la garantie de trouver celui qui finira par nous infecter, comment ensuite anticiper son évolution et trouver le moyen en amont de s'en protéger ? L'histoire du Covid-19 en est l'illustration parfaite. Une épidémie de coronavirus a démarré dans la ville où la recherche sur ce type de pathogène était la plus avancée, là où l'on avait emmagasiné le plus de virus en vue de les comprendre et d'élaborer des vaccins ou des thérapeutiques pour se préparer à une future pandémie. Au final, nous avons eu une pandémie face à laquelle le monde entier s'est retrouvé bien démuni.

De quoi remettre peut-être en cause notre approche des maladies infectieuses émergentes. « La réponse proposée dans les agendas internationaux est de séquencer 600 000 à 800 000 virus qui seraient soi-disant prêts à nous sauter dessus, sachant que l'on en a aujourd'hui caractérisé un peu plus de 5 000. A-t-on vraiment besoin de ça ?, questionne ainsi l'écologue Serge Morand, auteur de *L'Homme, la faune sauvage et la peste*. C'est un appel à créer toujours plus de laboratoires P3 et P4 pour cultiver ces virus et les manipuler afin de savoir comment ils pourraient devenir plus virulents, avec le présupposé que la technologie permet une haute sécurité, qu'il n'y aura jamais de problème. » Un présupposé trompeur, car il nous conduit à miser sur la technique, et à négliger certaines réalités naturelles et humaines. Selon Morand, la meilleure protection face aux maladies émergentes, « c'est le maintien de la biodiversité, plutôt que les changements d'usage des terres, des territoires ». L'effort doit donc porter « sur la protection de l'environnement, la santé des animaux, sauvages ou d'élevages, et le suivi des Hommes évoluant dans les communautés où le contact peut se faire afin de comprendre les scénarios d'émergence et de cristallisation d'une épidémie avant d'arriver à une crise sanitaire. Avec bien sûr des enquêtes sur les élevages et dans les villages où ces contacts existent pour voir si les débordements zoonotiques sont fréquents, ou pas ». Ce que l'écologue français a entrepris de faire en Thaïlande dans une zone riche en chauves-souris. Il ne cherche pas à détecter un maximum de virus dans la faune sauvage mais à observer l'effet des transmissions possibles entre les animaux hôtes et les communautés humaines. Une logique différente de celle d'un Bill Gates qui nous promet, comme bien d'autres, la venue inéluctable d'une ère des pandémies face à laquelle la seule réponse possible sera techniciste et notre unique salut la conception de vaccins pan-virus capables de nous protéger contre toutes les grippes ou tous les coronavirus imaginables. Et si la créativité de la nature surpasse nos capacités d'anticipation ? Nous nous retrouverions alors face à un vrai problème de présupposé, comme aujourd'hui quand on recherche l'origine de Sars-CoV-2 tout en n'ayant pas voulu envisager qu'elle puisse avoir une autre cause qu'une zoonose.

Cela fait maintenant un an qu'à Toulouse Henri Cap, le zoologue du Muséum d'histoire naturelle de la ville, cherche à y voir plus clair sur cette origine en passant au tamis les connaissances scientifiques sur le sujet, en dehors de ses heures de travail. Avec la microbiologiste du CNRS Dominique Morello, ils viennent d'y consacrer un nouvel article de synthèse presque aussi long que ce livre, destiné au *Bulletin de la Société d'Histoire naturelle de Toulouse*. Le bilan qu'ils tirent d'un an de recherches est sévère. Ils constatent une « instrumentation de la science et la transformation de la démarche scientifique », car « le doute ne semble plus permis ». Or après avoir épluché toute la littérature, publiée ou restée au stade de la prépublication, de « sérieux doutes » demeurent quant à « l'origine naturelle supposée du virus ». Des doutes renforcés « par la censure, la dissimulation des données, l'orientation délibérée des recherches et les conflits d'intérêts avérés ».

La première fois que j'ai contacté Henri Cap, il m'a fait remarquer qu'il était étonnant que je m'adresse à lui qui n'était pas virologue. Mais qui d'autre avait fait en France ce travail de synthèse et ainsi révélé que certaines particularités du génome de Sars-CoV-2 posaient question ou montré les faiblesses d'analyses communément admises comme définitives ? Les scientifiques censés travailler sur l'origine du virus avaient massivement accepté l'affirmation qu'elle ne pouvait qu'être naturelle.

En fait, quasiment aucun des scientifiques ayant tiré des fils inexploités n'était destiné à rechercher les origines de Sars-CoV-2. C'est le cas d'Étienne Decroly qui me rappelle d'emblée que « ce n'est pas [son] domaine de recherche de travailler sur l'origine des virus». Mais dès le mois de janvier 2020, la découverte du site de clivage à la furine, un enzyme sur lequel il avait en revanche beaucoup travaillé, le conduit à s'interroger sur la nature du coronavirus, et à pousser la réflexion et la recherche en parallèle de ses activités habituelles, «par ricochet, comme tous ceux qui se sont mis à travailler sur le sujet», me confirme-t-il. Rossana Segreto en est un autre exemple. Cette biologiste de l'université d'Innsbruck a découvert qu'une partie du génome de RaTG13, présenté comme le virus le plus proche de Sars-CoV-2 par Zhengli Shi quelques semaines après le début de la pandémie, avait déjà été publié quatre ans plus tôt sous un autre nom par le WIV. Que l'on stigmatise «théories du complot» toutes les interrogations sur certaines caractéristiques du coronavirus qui pourraient provenir d'un travail de laboratoire n'a fait qu'attiser sa curiosité et l'a poussée à devenir l'une des plus actives dans la recherche de ses origines. «Mon institut ne s'y est pas opposé mais mon chef préférait que je me consacre à autre chose et j'ai donc travaillé sur Sars-CoV-2 pendant mon temps libre, me confie la biologiste. Mes collègues spécialistes étaient effrayés et m'ont laissée seule. Peut-être pensaient-ils que cela pourrait nuire à leur carrière, mais personnellement je ne cherche pas à faire carrière.»

Un ricochet du même type a eu lieu en Australie avec Nikolai Petrovsky, à l'université Finders d'Adélaïde. Ce scientifique, dont le travail consiste à développer des médicaments antiviraux et des vaccins, ne cherchait pas à remettre en cause l'origine naturelle de Sars-CoV-2. C'est en découvrant l'affinité optimale du virus aux cellules humaines, exceptionnellement précoce, qu'il s'est mis à envisager une adaptation préalable en laboratoire. Autour de lui, «des scientifiques refusaient cette possibilité, ils me disaient qu'il fallait protéger la Chine de Donald Trump, raconte-t-il. On m'a demandé de ne plus parler aux journalistes et de ne pas attirer l'attention sur ce que nous avions trouvé. Mais pourquoi faire de la science alors? Un des principes de base est de publier pour communiquer de la connaissance. On ne peut pas passer son chemin quand le résultat d'une recherche pose une question très intéressante».

Pourtant, la plupart des spécialistes des virus ont préféré regarder ailleurs et ne pas apparaître en phase avec Donald Trump, en réduisant l'hypothèse d'un accident de laboratoire à une élucubration parmi tant d'autres du fantasque président des États-Unis et à une théorie du complot. Avec en soutien le *Lancet* qui a consacré cette *reductio ad complotum* dans la bien commode tribune de Peter Daszak que tout un chacun cherchant un argument d'autorité peut brandir pour éviter le débat sous couvert de consensus scientifique. Ce que fait par exemple l'Ambassade de Chine à Paris, dans un communiqué du 31 décembre 2020 en réponse à l'enquête très étayée de Stéphane Foucart publiée dans *Le Monde* peu avant Noël. Ledit communiqué proclame que «la recherche de l'origine du nouveau coronavirus appelle à l'esprit scientifique» en déplorant que le journaliste ait systématiquement cherché «à établir en filigrane une certaine corrélation entre le nouveau coronavirus et l'Institut de virologie de Wuhan, et à donner aux lecteurs l'impression que le virus "aurait fui" du laboratoire». Et ce alors que «27 virologues et épidémiologues venus des instituts de recherche de huit pays ont publié dans la revue *The Lancet* une déclaration conjointe, par laquelle ils se sont prononcés contre les théories du complot qui suggèrent que le Covid-19 n'a pas une origine naturelle». Une tribune anti-scientifique, puisqu'elle exclut *a priori* une hypothèse envisageable, mais permet au représentant à Paris du régime chinois de se voir en accord avec un «monde scientifique [qui] a rejeté depuis le début les thèses complotistes de la piste du laboratoire et de la fabrication humaine du nouveau coronavirus». Pourtant, c'est le ministère chinois des Affaires étrangères qui, deux semaines plus tard, recommande à son tour de regarder du côté d'un laboratoire, cette fois américain: «Je tiens à souligner que si les États-Unis respectent vraiment les faits, ils devraient ouvrir le laboratoire de Fort Detrick», déclare la porte-parole Hua Chunying lors d'une conférence de presse le 18 janvier, appelant Washington à «inviter les experts de l'OMS pour mener une recherche de l'origine aux États-Unis et répondre aux préoccupations de la communauté internationale par des actions concrètes». Il est vrai que le Département d'État américain vient de réclamer aux experts de l'OMS une inspection méticuleuse du WIV et de ce qui aurait pu s'y passer en 2019 en supposant un accident.

La Chine fait feu de tout bois pour accréditer l'idée que Sars-CoV-2 vient de l'extérieur. Avant la piste des surgelés qui mène opportunément vers l'étranger, un autre porte-parole du même ministère, Zhao Lijian, avait laissé entendre dès le printemps 2020 que le virus aurait été apporté à Wuhan en octobre 2019 lors des Jeux militaires, par... l'équipe américaine. Les médias d'État pointaient alors déjà Fort Detrick et son laboratoire militaire spécialisé dans la recherche sur les maladies infectieuses. Précisons que son activité a été suspendue en juillet 2019 par les autorités sanitaires américaines qui annoncèrent avoir identifié certaines lacunes au niveau de la sécurité. Une porte-parole du laboratoire, où l'on travaillait notamment sur le virus Ebola, évoqua des problèmes mécaniques et une erreur humaine qui auraient motivé la suspension, mais le détail n'en fut pas communiqué. Certains ont parlé d'infection de matériel ou de problèmes de décontamination des eaux usées, et le 10 mars 2020, une pétition a été lancée pour savoir si le laboratoire ne travaillait pas en fait sur le virus du Covid-19 qui aurait fuité lors d'un incident, ce qui expliquerait sa fermeture en urgence. Des journaux et des réseaux sociaux chinois ont relayé cette demande d'enquête à laquelle fait référence Hua Chunying le 6 mai lors d'une conférence de presse. La Chine a ensuite délaissé pendant des mois l'hypothèse du laboratoire américain, jusqu'à ce que sa porte-parole la relance avec sa déclaration du 18 janvier dont la vidéo se fait virale sur le réseau social Weibo. Le hashtag *#theUSFortDetrickBiologyLab* devient très vite le sujet tendance avec plus d'un milliard de consultations, véhiculant l'idée impulsée par le ministère chinois des Affaires étrangères que Sars-CoV-2 pourrait bien provenir d'un laboratoire américain. Et tandis que la mission de l'OMS, lors de sa conférence de presse, qualifie d'« extrêmement improbable » l'hypothèse d'une fuite accidentelle, Zeng Guang, le chef épidémiologiste du CDC, déclare le 9 février que « les États-Unis sont au centre de la traçabilité » de Sars-CoV-2. Pourquoi ? Parce qu'ils « ont des laboratoires biologiques partout dans le monde », souligne Zeng Guang qui s'interroge sur « le but de cela ». Et ajoute : « Que les États-Unis aient ou non fait quelque chose de spécial sur la question du nouveau coronavirus, ils devraient avoir le courage d'être ouverts et transparents » et « assumer leur responsabilité » alors que « sur l'origine du virus ils se couvrent tout en envoyant la responsabilité aux autres ».

Bref, la Chine s'indigne que *Le Monde* ait donné du crédit à l'hypothèse de la fuite accidentelle de laboratoire qui serait une théorie du complot, mais elle-même appelle l'OMS à investiguer des laboratoires américains suspects, à Fort Detrick comme dans le reste du monde où les États-Unis en auraient installé plus de deux cents. En attendant, on en reste à des accusations ou des insinuations sans preuves et la possibilité que Sars-CoV-2 soit sorti d'un laboratoire où l'on aurait pu mener des expériences de gains de fonction n'a pas été sérieusement étudiée. Une petite équipe de scientifiques français réunis autour du bio-informaticien Jacques van Helden s'apprête à le faire. Son objectif est d'analyser l'histoire évolutive du virus du Covid-19 au regard de son génome, afin de voir si elle s'inscrit dans un processus naturel habituel ou si elle présente des particularités hors normes, voire suspectes. En somme, on va chercher à mesurer par une analyse statistique très poussée si ce virus s'avère unique en son genre. Pour y parvenir, des comparaisons vont être effectuées avec les génomes d'autres coronavirus et des analyses menées sur les taux de mutation observés dans des zones comme le RBD ou le site furine. « Nous pourrons évaluer si la partie du génome de

Sars-CoV-2 qui a permis la transmission à l'Homme a subi une pression de sélection particulièrement inattendue», m'explique le spécialiste de l'évolution des génomes Guillaume Achaz, qui fait partie de l'équipe. Cette évaluation devrait permettre d'établir une sorte d'indice d'étrangeté d'un génome dont les portions de séquences décisives divergent fortement de celles de ses cousins les plus proches, comme RaTG13 ou RmYNO2. «Cela n'a en soit rien d'extraordinaire et peut résulter de recombinaisons très courantes dans la nature ayant permis à Sars-CoV-2 d'envahir l'espèce humaine, ce qu'aucun de ses parents proches n'est parvenu à faire, rappelle Guillaume Achaz. Pour savoir si ces divergences sont inhabituelles, nous allons donc les comparer avec celles qui existent entre d'autres coronavirus responsables d'épidémies chez l'Homme et leurs plus proches parents: Sars-CoV, Mers et leurs cousins respectifs présentant un niveau d'identité similaire à celui observé pour les proches de Sars-CoV-2.» Au terme d'une année de recherche et de calculs qui devrait bientôt démarrer, les chercheurs sauront si les atouts maîtres de ce dernier, ceux par quoi il se distingue des autres membres de sa famille, sont le résultat de processus évolutifs communs ou sont du jamais vu dans la nature. «Si Sars-CoV-2 est complètement naturel, on devrait trouver une divergence comparable ou un peu différente, poursuit Guillaume Achaz. Mais si la divergence est beaucoup plus grande, cela rendra probable une évolution non naturelle.»

Une autre curieuse particularité du génome de notre coronavirus, déjà soulevée par plusieurs chercheurs, est la présence au niveau du site furine de certains codons, ces groupes de trois nucléotides qui permettent de coder les acides aminés. Pendant que je suivais l'équipe de l'OMS à Wuhan, l'Américain Steven Quay, médecin et directeur d'une entreprise spécialisée dans le développement de produits biopharmaceutiques, y est revenu plus en détails. Son étude, qui a fait l'objet le 29 janvier dernier d'une volumineuse prépublication, évalue la probabilité que Sars-CoV-2 soit le résultat d'un travail de laboratoire avec une analyse bayésienne, qui s'appuie donc sur une série d'événements connus. Il s'est fondé sur vingt-six données, comme le manque de diversité du virus après son apparition, l'absence de site furine chez les autres sarbécovirus, la localisation des premiers cas proches du WIV et situés sur la ligne 2 du métro de Wuhan. Elle dessert plusieurs hôpitaux ayant accueilli des malades en décembre 2019, le marché Huanan, le laboratoire du Wuhan CDC, le centre Zhengdian du WIV, la gare Hankou, d'où partent les trains à grande vitesse vers les grandes villes de Chine, et l'aéroport international Tianhe. Steven Quay l'avait déjà relevé dans une précédente étude consacrée à cette ligne 2, qu'il présentait comme un point de départ pertinent pour une enquête car elle semblait propice à faciliter une large propagation du virus, vu les stations desservies et les lieux d'hospitalisation de malades précoces. Cette première étude m'avait paru nettement plus convaincante que sa nouvelle analyse bayésienne qui arrive à une probabilité de 99,8 % pour le laboratoire en jonglant avec les critères et les chiffres d'une façon très subjective. Un des points développés s'avère toutefois particulièrement intéressant : la présence inhabituelle de certains codons dans le génome de Sars-CoV-2. Steven Quay rappelle que parmi les quatre codons du site furine de Sars-CoV-2, on trouve successivement deux fois la triplette CGG, qui permet, comme cinq autres codons, de coder l'acide aminé arginine. L'Américain montre que dans le Sars-CoV de 2003 et dix virus apparentés, comme dans treize génomes de Sars-CoV-2 collectés dans des lieux dispersés, l'utilisation de CGG pour coder l'arginine est de 4,5 à plus de 20 fois moindre que celle des autres codons possibles : CGA, CGT, CGC, AGG et AGA. Que ce CGG soit présent deux fois de suite au niveau du site furine alors qu'on ne le trouve quasiment pas dans le reste du génome de Sars-CoV-2 peut donc être remarqué, car cela serait dans la nature « hautement improbable », estime Steven Kay qui l'évalue à une chance sur vingt. En revanche, dans les laboratoires, le codon CGG est très couramment utilisé pour effectuer des insertions d'arginine et l'Américain en donne quelques exemples dans des travaux sur des coronavirus manipulés génétiquement, dont certains réalisés au WIV. Cela l'amène à considérer que la présence de deux CGG au niveau du site furine de Sars-CoV-2 ne serait pas étonnante mais au contraire très attendue s'il provenait d'un tel travail.

Si cette étude apporte des indications éclairantes sur ces codons, elle ne repose pas sur une analyse statistique assez solide pour en conclure quoi que ce soit. Mais sous l'impulsion de Jacques van Helden, la petite équipe de chercheurs français a également entrepris de mener un tel travail. « Nous allons analyser le système de codage d'acides aminés utilisé par Sars-CoV-2 en le comparant avec le génome d'autres coronavirus, explique Guillaume Achaz. Cela va là encore être assez long à réaliser car nous souhaitons assembler calmement le jeu de données le plus propre possible pour livrer une analyse en profondeur de l'utilisation dans une zone clé du virus d'un type de codon qui a l'air relativement différent de ce que l'on trouve ailleurs. Et là encore, on pourra en mesurer l'étrangeté. » Avec la possibilité que son indice soit bas et que rien de si notable ne caractérise spécifiquement le génome de Sars-CoV-2. S'il est au contraire très haut, il n'apportera pas une preuve absolue, mais pourrait constituer la première donnée scientifique assez solide pour faire passer l'hypothèse du laboratoire de tout à fait possible à très probable.

Ce travail va demander du temps, ce dont ne disposent pas les membres de l'équipe française. Leurs activités de recherche et d'enseignement ne leur laissent pas la possibilité de se consacrer pleinement à l'origine de Sars-CoV-2. Mais un ingénieur spécialisé dans les mesures bio-informatiques doit être affecté à ce travail. Le financement de son poste est, à l'heure du bouclage de ce livre, encore attendu. Espérons que le système de recherche français permettra à cet ingénieur de devenir le premier à se consacrer à plein temps à l'étude d'une anormalité éventuelle de Sars-CoV-2. Un type d'étude cherchant à évaluer si certaines caractéristiques du virus semblent plus ou moins naturelles, que l'OMS n'a pas préconisée. Dans un article du *Wall Street Journal* paru le 15 janvier, le microbiologiste de l'université de Stanford David Relman regrettait que l'OMS n'ait pas intégré « toutes les formes d'expertise nécessaires ». Dans son interview accordée à *Science*, Peter Ben Embarek semblait d'ailleurs l'admettre en prévenant que « si nos études indiquent un possible accident de laboratoire, d'autres mécanismes internationaux seraient impliqués pour documenter un tel événement. Cela prendrait du temps et des types d'expertise supplémentaires ». Il reconnaissait aussi que son équipe avait eu « des difficultés à concevoir des études futures » pour l'hypothèse du laboratoire qui auraient nécessité « un mécanisme différent » et la réalisation d'un « audit formel ». Or cela allait « bien au-delà du mandat qu'ils avaient reçu », mais aussi de leurs capacités convient-il, avant de souligner qu'avoir évalué dans ces conditions cette hypothèse comme « extrêmement improbable » ne signifie pas qu'elle soit exclue. « Nous ne fermons pas la porte », assure-t-il. Elle n'avait simplement pas été véritablement ouverte en allouant à l'expertise les moyens et les aptitudes adéquats. Avec cette équipe d'experts, cela ne changera pas, Peter Ben Embarek, toujours, estimant même que « l'OMS seule » ne sera pas « en mesure d'aller de l'avant ». Selon lui, il faudrait « une approche à l'échelle des Nations Unies en consultation avec les États membres » si la communauté internationale souhaite faire avancer l'examen de l'hypothèse du laboratoire.

Le 15 février, Boris Johnson, le Premier ministre britannique, a appelé à un traité international sur les pandémies qui imposerait aux pays signataires de partager leurs données. Une proposition saluée par le président du Conseil européen, Charles Michel, qui s'était prononcé en décembre dernier pour un tel traité dans le cadre de l'OMS. La déclaration du Premier ministre anglais fait suite à son soutien à la Maison-Blanche où Jake Sullivan, conseiller à la sécurité nationale, a exprimé de «profondes préoccupations» sur les conclusions de la mission de l'OMS et réclamé que la Chine rende «disponibles ses données des premiers jours de l'épidémie». Plus que l'hypothèse du laboratoire, c'est le retard pris pour informer de la réalité des prémices du Covid-19 qui est visé. Pékin a effectivement attendu trois longues semaines pour reconnaître une transmission interhumaine après que le docteur Ai Fen eut sonné l'alerte le 30 décembre 2019 à la vue d'un rapport d'analyse indiquant que la pneumonie de son patient était «de manière évidente contagieuse». La diffusion officielle du génome de Sars-CoV-2 a également été repoussée jusqu'au 12 janvier, mais Wuhan est confinée onze jours plus tard. La menace pandémique devient alors très claire. Le 24 janvier, en France, Agnès Buzyn, alors ministre de la Santé, considère pourtant que «les risques de propagation du Covid-19 sont très faibles», et le 30 janvier le Royaume-Uni fait seulement passer le risque pandémique à un niveau «modéré». Aux États-Unis, Donald Trump se montre sceptique sur la dangerosité du coronavirus et déclare le 10 février dans un meeting: «En avril, dès que les températures auront un peu remonté, ce virus disparaîtra. Comme par miracle.» L'Occident semble avoir largement opté pour la méthode Coué durant l'hiver et, le 7 mars, tandis que l'épidémie a fait la veille 148 morts en Italie, Emmanuel Macron invite encore les Français à sortir et donne lui-même l'exemple en allant au théâtre. Il n'y a selon lui «aucune raison» de modifier nos habitudes. Un mois plus tôt, des virologues de Marseille, dont Bruno Canard, reconnu comme le meilleur spécialiste des coronavirus dans l'Hexagone, ont pourtant publié un article identifiant le site furine et son potentiel hautement pathogène, sans qu'aucun média national ne reprenne leur communiqué. En ce mois de février, la presse et l'Élysée s'intéressent plus aux mésaventures du candidat En Marche à la mairie de Paris, Benjamin Griveaux, qui doit renoncer à se présenter après la publication sur Internet de vidéos intimes. Agnès Buzyn quitte son ministère pour reprendre le flambeau et concourir à une élection municipale dont le premier tour est maintenu le 15 mars, malgré l'annonce le 12 mars d'une fermeture des écoles et des restaurants par le président de la République, qui finit par confiner la France le 16. « En arrivant fin février à Paris en provenance de Thaïlande où le port du masque était déjà très répandu, je me suis demandé où je débarquais, se rappelle Serge Morand. À l'aéroport comme dans le RER, je ne voyais aucune mesure de précaution et j'ai eu l'impression d'être dans un pays où le gouvernement était totalement inconscient. » Tout cela pour dire que le retard pris par la Chine n'exonère pas ces pays occidentaux de la légèreté avec laquelle ils ont réagi face à l'apparition du virus.

Même manque de réactivité pour rechercher l'origine de Sars-Cov-2. La plupart des virologues et des chercheurs se sont satisfaits des affirmations de Kristian Andersen qui consacra l'hypothèse de la zoonose en excluant d'emblée la possibilité du laboratoire. L'Italie comme l'Espagne et d'autres pays n'ont pas plus que la Chine investigué la piste du vison, malgré des indices forts de mutation dans plusieurs élevages. Et en novembre 2020, quand Yann Faure publie un premier article sur le site *Les Crises* en montrant pourquoi le variant D614G semblait provenir des élevages de Lombardie, les autorités sanitaires italiennes ont décidé d'abattre les visons, mais pas de lancer des recherches sur la piste des élevages : « Quelques heures après la parution du papier, le ministre de la Santé italien a annoncé un moratoire sur l'élevage du vison et a appelé celui de Capralba qui appartient au président de l'association des éleveurs italiens, se souvient-il. La presse locale l'a relaté le lendemain en annonçant que l'abattage des visions avait été décrété et que l'on avait emporté les eaux usées, mais il n'était fait référence à aucun test ni prélèvement sur les animaux. Des mois plus tard, on ne dispose toujours pas de séquences génétiques. » Comme si ce genre de recherche n'était, là non plus, pas prioritaire.

Face à une telle crise sanitaire, une enquête publique dont la méthode relèverait plus de la police scientifique que de la diplomatie devrait s'imposer partout et explorer chaque piste sans tabou. Sans chercher à accuser ou à blâmer qui que ce soit, mais sans se contenter de données tronquées ou inexistantes. Manifestement, il y a un besoin de nouveaux prélèvements, de sérologie et de séquençages de virus, et les cibles assez simples à identifier ne sont toujours pas investiguées un an après le début de la pandémie. Au terme de mon enquête, je pense d'abord à ces élevages d'animaux à fourrure, ou à la mine du Mojiang à laquelle on ne peut pas accéder alors que le WIV y a collecté le plus proche parent de Sars-CoV-2 et huit autres cousins potentiels. Tous devraient être séquencés et la mine s'ouvrir à des scientifiques du monde entier, comme toutes les grottes de chauves-souris où des virus de la famille SC2r-CoV ont été trouvés, ainsi que les villages alentours. De vastes collectes de sérum des patients atteints en 2019 de pneumonie ou de symptômes comparables au Covid sont encore à effectuer et à analyser dans des conditions indiscutables, donc hors de Chine si cela concerne des malades recensés dans ce pays. Un traité international pourrait prévoir une méthodologie systématisant la collecte d'information et l'analyse entre les différents signataires. Il va de soi que la Chine ne saurait être le seul pays objet de l'enquête et que la même transparence, la même méthode, s'imposerait à tous. Des hôpitaux aux élevages, en passant par les laboratoires.

L'hypothèse de la fuite accidentelle n'a jusqu'ici fait l'objet d'aucune enquête officielle sérieuse. La mener imposerait des inspections comparables à des perquisitions dans tous les laboratoires qui travaillent sur les coronavirus dans le monde, à Wuhan comme à Rotterdam. Aux États-Unis, Fort Detrick pourrait figurer sur la liste des inspectés, à côté de l'incontournable laboratoire de Ralph Baric en Caroline du Nord. « Vous pensez que les labos français ouvriraient leur porte aux Chinois ? », m'a lancé la virologue Branka Horvat alors que je l'interrogeais sur la possibilité de ce type d'enquête. La virologue estime «qu'il ne serait pas évident de trouver où que ce soit des laboratoires qui diraient: venez regarder ce qu'on fait». D'où l'intérêt d'un traité international qui l'impose.

Que dire aujourd'hui de cette hypothèse du laboratoire? Qu'elle reste à investiguer, sérieusement. Dominic Dwyer, l'expert australien de l'OMS, décrit le 22 février dans *The Conversation* ce qui les a conduits à juger une fuite «extrêmement improbable» après leur visite de l'Institut de virologie de Wuhan: «Nous avons parlé aux scientifiques qui y travaillent. Nous avons appris qu'on a testé des échantillons de leur sang, que l'on prélève et stocke régulièrement, pour y détecter des signes d'infection. Aucune trace d'anticorps contre le coronavirus n'y a été trouvée. Nous avons examiné leurs contrôles de biosécurité. Toujours aucune trace.» Circulez, il n'y a rien à voir. Apparemment, les inspecteurs se sont contentés de ce qu'on leur a dit, de ce qu'on leur a montré, sans pousser plus loin une enquête que de toutes les façons, ni leur mandat ni leur compétence ne permettait de faire. Cette enquête reste donc bien à effectuer, sans préjugé ni conclusion hâtive, avec des tests sérologiques du personnel et des audits de toutes les bases de données par de vrais enquêteurs habilités et compétents. Des spécialistes des gains de fonction, de la bio-informatique, mais aussi de la sécurité informatique afin de traquer ce que l'on aurait pu éventuellement chercher à dissimuler.

Ce matin du 21 février où j'écris ces lignes, Google Alert m'informe d'une nouvelle étude prépubliée par un physicien allemand de l'université de Hambourg, Roland Wiesendanger. Il a lui aussi cherché à évaluer la probabilité que Sars-CoV-2 provienne d'un laboratoire et l'estime à 99,9 %. Pour arriver à ce résultat qui ne laisse guère de place au doute, il relève qu'aucun hôte intermédiaire n'a été trouvé et que l'affinité de Sars-CoV-2 à l'Ace2 humain est surprenante, tout comme la présence de son site furine. Les chauves-souris portant les virus les plus proches vivent à plus de 1 500 kilomètres de

Wuhan, mais le WIV dispose de la plus grande collection au monde de ces pathogènes sur lesquels ses scientifiques peuvent effectuer des manipulations génétiques. Le physicien soutient qu'un chercheur du WIV aurait été infecté et que les autorités chinoises auraient enquêté dans la première quinzaine d'octobre 2019 sur une éventuelle propagation d'un agent pathogène dans le laboratoire. Mais cela n'est pas établi et Roland Wiesendanger n'en apporte pas de preuve. Comme avec les 99,8 % de Steven Quay, son estimation avec une décimale en plus ne peut être retenue. Mais une accumulation de coïncidences rend tout aussi injustifiée la qualification «extrêmement improbable» que ces probabilités de quasi 100 %.

Ces coïncidences, rappelons-les. D'abord la survenue de l'épidémie dans cette ville que l'on pourrait surnommer Corona City, tant ses laboratoires en ont fait le centre mondial de l'étude des coronavirus de chauves-souris. Ensuite, une certaine opacité sur le contenu de leurs recherches qui s'est matérialisée par la mise hors ligne de la banque de données du WIV le 12 septembre 2019. Quelle en fut la cause? Les experts de l'OMS n'en ont pas parlé, comme si la question ne se posait pas. Et si cela correspondait à la date de l'incident ayant conduit à la fuite du virus? Une véritable enquête devrait répondre à cette question. Elle apporterait aussi de la lumière sur toutes les collectes effectuées dans la mine du Mojiang et répondrait aux interrogations que pose encore RaTG13. N'oublions pas que Zhengli Shi n'a pas précisé sa provenance quand elle a révélé l'existence du virus le plus proche de Sars-CoV-2 dans une publication où elle présentait le génome de ce dernier tout en occultant la présence de son site furine aux acides aminés codés deux fois consécutives par des codons CGG. La bio-informatique livrera prochainement son verdict sur l'utilisation de ces codons grâce à l'étude que nous a présentée Guillaume Achaz, alors attendons-le. Car, pour l'instant, on ne peut pas s'appuyer sur l'avis d'un médecin ou d'un physicien calculant des probabilités en dehors de ses champs de compétence, pas plus que sur celui du groupe d'experts de l'OMS qui n'était pas en mesure d'étudier sérieusement la question et a seulement fait sien le discours du WIV.

Le vendredi 12 février, trois jours après la conférence de presse présentant les conclusions de leur mission à Wuhan, le directeur général de l'OMS a déclaré « espérer » la publication d'un rapport préliminaire la semaine suivante et un rapport final « dans les semaines à venir ». Aujourd'hui, 6 mars, alors que j'apporte la dernière touche au livre, ledit rapport n'a pas encore été publié. Mais une lettre ouverte de 26 « scientifiques, spécialistes des sciences sociales et journalistes scientifiques ayant étudié indépendamment et collectivement les origines du Covid-19 », révèle au monde entier qu'il n'y a rien de décisif à en attendre. Parmi les signataires, on retrouve un grand nombre de scientifiques cités dans ce livre, comme les chercheurs de Marseille Étienne Decroly, Bruno Canard, Jacques van Helden ou Jean-Michel Claverie, ainsi que plusieurs membres du groupe Drastic, tels que l'Italienne Rossana Segreto, l'Indienne Monali Rahalkar ou les deux Français Rodolphe de Maistre et Gilles Demaneuf. L'Hexagone est bien représenté puisque figure aussi le duo toulousain Henri Cap et Dominique Morello, mais le casting est international avec l'Australien Nikolai Petrovsky ou l'Américain Jamie Metzl, un ancien membre de l'administration du président Clinton que l'on dit proche de Joe Biden. D'autres nationalités sont présentes, et vous pourrez trouver en annexe la liste complète, car j'estime important de joindre à ce livre cette lettre ouverte qui est un appel à « une enquête sur les origines de la pandémie de Covid-19 approfondie et crédible ». Donc en envisageant toutes les hypothèses sérieuses, y compris celle d'un accident de laboratoire. Un travail à mener dans d'autres conditions que celles de la visite à Wuhan, qui ne prévoyait pas une investigation internationale indépendante mais une mission menée par le groupe d'experts de l'OMS et une délégation chinoise ayant uniquement la possibilité de travailler sur les « informations que les autorités chinoises ont choisi de leur communiquer», comme le rappelle la lettre ouverte, qui précise que «tout rapport de l'équipe conjointe doit être approuvé par les membres chinois et internationaux».

Quoi qu'il en soit, cette lettre ouverte signée par des scientifiques réclame une enquête indépendante, menée au niveau international, avec tous les moyens humains, logistiques et juridiques nécessaires. *Le Monde* et le *Wall Street Journal* l'ont publiée le 4 mars 2021, et elle a été reprise par la presse du monde entier. Peter Ben Embarek, le chef des experts de l'OMS, a immédiatement réagi en déclarant qu'il n'y avait «jamais eu de plan de rapport intermédiaire» et que le directeur général de l'organisation recevrait le rapport de l'équipe d'experts dépêchée à Wuhan «dans un proche avenir». Hier, le 5 mars, l'OMS a annoncé que les enquêteurs publieraient leur rapport d'ici une dizaine de jours, mais ce document ne sera probablement pas celui de l'organisation… Plutôt celui que la Chine aura validé. Il ne devrait donc rien apporter de fondamental. Ses auteurs n'en avaient pas les moyens. L'enquête scientifique sur l'origine de Sars-CoV-2 reste à faire.

«Avec Sars-CoV-2, on a vu à l'œuvre dans l'urgence et le feu médiatique beaucoup de travers de la science, retient la microbiologiste Alice Lebreton. Les failles dans le processus de publication, l'importance des biais personnels dans la considération accordée aux différentes hypothèses et les intérêts propres de tel ou tel chercheur à vouloir en mettre en avant certaines et en discréditer d'autres.» Autant de comportements contraires aux exigences de la science qui ont freiné, brouillé et même empêché la recherche de l'origine du virus, pourtant nécessaire à la compréhension de la pandémie et des leçons à en tirer. Le philosophe des sciences Philippe Huneman, avec qui j'ai eu l'occasion de discuter de la signification profonde que pourrait avoir le Covid-19, en a, lui, déjà tiré une leçon, que voici: «Les trois principaux scénarios ayant pu conduire à Sars-CoV-2 semblent liés au capitalisme post-industriel. Celui-ci a engendré les changements environnementaux qui ont pu permettre le contact avec le pangolin ou un autre animal sauvage. Il a aussi conduit à l'élevage intensif, notamment des visons. Quant à la fuite d'un laboratoire où auraient été menées des expériences de gains de fonction, elle ramène à un système où le scientifique devient l'équivalent d'un coureur dopé en s'adonnant à des manipulations sur des virus pour provoquer des franchissements de barrière d'espèce qui lui assureront des publications. Tout cela peut se faire de façon honnête, mais sans se soucier des conséquences.» Sars-CoV-2 serait ainsi le fruit d'une course à la productivité multiforme, mais si un questionnement philosophico-économique est utile à mener, il me semble que la quête de l'origine du Covid-19 a d'abord besoin de science. «Il faut véritablement travailler sur toutes les hypothèses», me confie d'ailleurs Serge Morand qui, avec quelques chercheurs français, essaie de créer un groupe multidisciplinaire pour apporter une expertise collégiale au débat scientifique sur l'origine de Sars-CoV-2.

Malgré tout, la recherche avance et l'on peut espérer approcher de la vérité, même si des traces ont pu être effacées durant toute cette année où une hypothèse a été trop vite déconsidérée et d'autres longtemps négligées. Du ménage a pu être fait dans les laboratoires comme dans les élevages, mais une enquête approfondie disposant des moyens d'investigation adéquats pourrait aussi le découvrir. Et puis il y a cette analyse bio-informatique de l'évolution du virus qui devrait permettre d'y voir plus clair sur sa nature artificielle, ou pas.

Sars-CoV-2 n'en finit pas de déstabiliser le monde, avec depuis quelque temps une multiplication de mutants qui, elle, n'a rien de surprenant. Comme l'explique Étienne Decroly, mon expert devenu presque naturel, «quand un virus franchi une barrière d'espèce, il traverse habituellement une période avec beaucoup de mutations jusqu'à ce qu'il se stabilise dans la nouvelle population hôte, puis une nouvelle pression de sélection survient avec la réponse immunitaire à laquelle le virus répond par de nouvelles mutations. Avec Sars-CoV-2, on voit aujourd'hui clairement cette seconde phase, mais l'étonnant reste le début où l'on n'a pas observé de période d'adaptation rapide du virus chez l'Homme». Une étrangeté qu'avaient constaté, chacun de leur côté, Alina Chan et Nikolai Petrovsky, sans réussir à faire publier leurs découvertes qui suggéraient une possible préadaptation en laboratoire. Sans doute les deux exemples les plus flagrants d'une censure de grandes revues scientifiques sur la recherche de la provenance de Sars-CoV-2.

Après trois mois à temps plein passés à essayer de comprendre d'où vient ce virus qui a bouleversé le monde, je ne livre pas de réponse. Les données sont encore insuffisantes pour trancher. Je crois néanmoins avoir exposé les pistes les plus probables expliquant l'origine de la pandémie de Covid-19, celles-là même qui ont été écartées ou sous-estimées. Mais aussi les raisons qui ont permis d'embrouiller la recherche sur les origines de Sars-CoV-2.

Au cours de mon enquête, j'ai vu, sans bouger de chez moi, des chercheurs demander la plus grande discrétion voire l'anonymat, soucieux de ne pas se faire remarquer en prenant une position mal vue dans leur communauté, qui pourrait leur valoir d'être mis au ban. La rédactrice en chef de *Nature* l'a dénié, mais les grands journaux sont restés fermés à certaines réalités et, en revanche, très ouverts à des papiers qui relèvent d'une science dévoyée. Mais de plus en plus de scientifiques parlent, cherchent, publient et le vent a tourné. Je le sentais au début de la rédaction de ce livre et la lettre ouverte des 26 scientifiques pose aujourd'hui à un niveau planétaire inédit l'exigence d'une véritable enquête internationale sur l'origine de Sars-CoV-2. Reste que des experts pétris de préjugés ont longtemps eu le monopole de la parole médiatique et la réalité des expériences de gains de fonction a été négligée, comme si le sujet relevait d'une théorie du complot, ou peut-être d'un aveuglement «scientiste» qui occulte les risques inhérents à certaines pratiques. Pourtant, rendre plus dangereux des virus et croire ainsi pouvoir anticiper de futures mutations naturelles afin de s'en protéger ne relève-t-il pas d'une volonté de toute puissance aussi naïve que périlleuse? La possibilité que Sars-CoV-2 soit le fruit d'une telle logique ne peut être écartée et cette simple éventualité exigerait de reconsidérer l'utilité de ces expériences. Le coronavirus nous pousserait-il à accepter certaines limites à l'heure où la biologie moléculaire laisse présager une infinité de possibles? Face aux virus qui pourraient nous infecter à l'avenir, la réponse peut-elle se réduire à la promesse techniciste de vaccins pan-virus qui nous immuniseraient contre tous les pathogènes imaginables? Ou de ces autres vaccins, auto-propagateurs, que l'on diffuserait dans la faune sauvage en espérant ainsi l'immuniser et nous préserver d'un franchissement de barrière d'espèce? Personnellement, je m'étonne que certains scientifiques prévoient de répandre dans la nature ce qui ne serait ni plus ni moins que des virus à la destinée forcément imprévisible. Le Covid-19 nous amène à repenser notre rapport à la nature, à la connaissance et à l'information.

Continuer de rechercher l'origine de Sars-CoV-2 est indispensable pour tenter d'éviter une pandémie similaire. Des scientifiques indépendants et des lanceurs d'alertes y ont déjà contribué. Comme on peut l'attendre de vrais chercheurs, leur travail a produit des données et mis en lumière des faits que plus personne ne peut continuer à cacher ou à ignorer, et cela ne va pas s'arrêter. Aux journalistes d'en témoigner, non?

Postface : Rester humble face au vivant

Avec vous, lectrices et lecteurs, je viens de finir de lire cette magistrale enquête de Brice Perrier sur les origines potentielles du Sars-CoV-2 ; ce virus responsable d'une crise sanitaire, sociale et économique jamais vue depuis la fin de la Première Guerre mondiale. Comme moi, je pense que vous avez appris beaucoup de cet important travail journalistique mettant en relation événements, faits, travaux scientifiques, déclarations et interviews de nombreux scientifiques concernés par les origines de ce virus. La leçon de Brice Perrier n'est pas de nous donner un scoop, c'est d'abord, et dans un style haletant, de nous faire réfléchir. Ainsi, que retient de cette lecture un scientifique, écologue de la transmission des maladies infectieuses, travaillant depuis de nombreuses années sur les terrains d'Asie du Sud-Est ?

Tout d'abord, une exigence absolue de transparence dans nos recherches, le devoir éthique de déclarer nos conflits d'intérêts, la nécessité de prendre conscience des implications de nos travaux pour les citoyens et la démocratie, pour l'environnement et la biodiversité. Comment avons-nous pu accepter qu'une organisation privée à but non lucratif mais dont la survie et l'expansion dépendent d'abondants crédits de recherche états-uniens, nécessaires à son réseau de collaborateurs en Asie et ailleurs, puisse se retrouver au centre d'importants conflits d'intérêts et de mélange des genres ? Comment peut-on être expert indépendant, collaborateur, pourvoyeur de crédits non négligeables et, en même temps, partie prenante de commissions diverses chargées d'enquêter sur une émergence dont les origines peuvent concerner justement un de vos collaborateurs ? C'est pourtant ce qui s'est passé avec la commission

Lancet, le groupe d'experts de l'OMS ou l'atelier IPBES (Plateforme intergouvernementale scientifique et politique sur la biodiversité et les services écosystémiques) sur l'origine du Covid-19 et les conditions d'émergence du Sars-CoV-2. Scientifiques et membres d'organisations internationales continuons d'accepter trop facilement le manque d'éthique en cette matière. En quoi est-ce si grave? Car, comme je l'avais mentionné dans un article de la revue *Vie de la Recherche Scientifique*, en juin 2020, tout manquement à la transparence et tous conflits d'intérêts cachés ou assumés ne peuvent qu'attiser les braises des théories conspirationnistes. Comme pour les émergences de maladies infectieuses, il faut s'attaquer aux causes de l'émergence de ces théories si l'on veut éviter d'en traiter uniquement les conséquences.

La deuxième importante leçon de la magistrale enquête de Brice Perrier concerne plus directement les différentes questions et pratiques de la recherche scientifique. Pour ma part, il s'agit de travaux de recherche en social-écologie de la santé qui s'intéressent aux causes premières des épidémies, à leurs relations aux changements globaux et à la promotion de solutions basées sur la préservation de la biodiversité. C'est-à-dire à une recherche qui met au centre les liens du vivant, ceux des humains et de la biodiversité, en y incluant tous les microbes. Sachons rester humbles devant nos manques de connaissance et même d'imagination sur le fonctionnement écologique des écosystèmes de millions d'espèces, dont l'espèce humaine, en interaction et en coévolution permanente dans des paysages en continuel changement. Comme les scientifiques de la biodiversité nous le démontrent avec leurs travaux de terrain et de modélisation, le seul inventaire de toutes les espèces, y compris celui des virus, n'est pas suffisant pour comprendre le fonctionnement des systèmes écologiques. Un débordement, une émergence, une épidémie sont les révélateurs d'un dysfonctionnement, de l'altération d'une fonction écologique de régulation de la transmission des maladies infectieuses. Les coupables facilement désignés, tels les chasseurs et les consommateurs de « viande de brousse », ne pèsent pas lourd au regard des faits en notre possession. Nous devons reconnaître le peu d'indices montrant que la consommation de « viande de brousse » puisse être à l'origine de la grande majorité des émergences et des pandémies des dernières décennies, y compris les virus apparentés au Sars-CoV. Il est également loin d'être établi que le trafic de faune sauvage, qui est un crime environnemental en lui-même, soit aussi une cause majeure des maladies infectieuses émergentes. On l'a néanmoins présenté comme telle, tandis que l'élevage d'espèces traditionnelles (comme les vaches, cochons et autres poulets), toujours en grande croissance pour l'alimentation des populations urbaines de plus en plus nombreuses, ou encore celui des animaux sauvages (comme les visons, chiens viverrins, rongeurs, etc.) pour la fourrure ou l'alimentation, n'étaient pas prises en considération dans les stratégies à mettre en œuvre pour éviter les débordements de virus et autres microbes. Les animaux d'élevage sont pourtant, comme ils le furent dans notre histoire, un facteur central dans les mécanismes écologiques de l'émergence et des épidémies de maladies infectieuses.

Cela m'amène à la troisième leçon de l'ouvrage de Brice Perrier. Elle concerne la vision qui est promue comme une panacée face au risque sanitaire : celle de la biosurveillance (et de la biosécurité) globale pour tous, humains et non-humains. Nous vivons selon les promoteurs de cette vision dans une société du risque global, si bien décrit par le regretté sociologue Ulrich Beck. Le risque sanitaire global nécessite de mettre en place des mesures exceptionnelles de biosurveillance et de biosécurité qu'il faut sans cesse ré-évaluer à chaque nouvelle épidémie. Car oui, il ne s'agit pas d'annihiler les conditions favorisant l'origine d'une épidémie, mais de mieux s'armer pour anticiper et répondre à la prochaine. Et c'est là que la logique décrite par Brice Perrier se met en place. On cherche des virus dans la faune sauvage et on en trouve. Ces virus sont-ils potentiellement émergents ? Pour le savoir, il faut d'abord les décrire avec le séquençage complet de leurs génomes et, comme c'est insuffisant, on doit ensuite les tester en les cultivant, en les expérimentant, en les forçant à passer sur des cellules de nouveaux hôtes. Mais c'est encore insuffisant pour comprendre certaines fonctions importantes de ces virus, comme leur transmissibilité ou leur virulence. Alors, on développe des techniques de manipulation comme le gain de fonction, ce qui ne suffit toujours pas pour se préparer à l'émergence d'un nouveau virus pandémique inconnu, qu'il soit Sars-CoV, Mers-CoV, virus grippal ou autre. Il faut donc développer des outils de diagnostic, des traitements et vaccins dans une stratégie d'anticipation de la venue de ces virus manipulés censés représenter le risque à venir. Nous allons aujourd'hui pouvoir passer à une autre phase, celle qui consistera à éliminer directement les virus présents dans la faune sauvage. Pour cela sera développé un vaccin transmissible. Comme nous l'explique lumineusement Brice Perrier, il s'agit de transformer un virus en un outil d'auto-dissémination vaccinale. Car, on l'a bien saisi, le but est le risque zéro. Preuve que l'on n'a pas encore compris le vivant, ses interactions, ses adaptations, ses mécanismes évolutifs, mais certains d'entre nous croient fermement que ces outils du génie moléculaire permettront de nous débarrasser de toutes ces pestes réelles ou imaginées.

Pour réaliser tout ce programme de recherche qui enthousiasme les bailleurs de fonds, qu'ils soient agences de recherche, compagnies privées ou grande philanthropie, il faut des laboratoires de haute sécurité. Et là, c'est l'emballement, on en construit de plus en plus, dans de plus en plus de pays et par un nombre de plus en plus grand d'institutions diverses, tous lancés dans une compétition acharnée pour les publications dans des revues « majeures » où ils proposeront des « ruptures innovatrices ». Avec la multiplication des laboratoires de haute sécurité et les expériences potentiellement risquées qui s'y développent, la liste des risques globaux s'allonge.

Elle était pourtant déjà bien remplie avec les sites classés Seveso, les centrales nucléaires, le terrorisme…

Nous ne connaîtrons peut-être jamais l'origine du Sars-CoV-2, mais nous savons au moins une chose : nous avons un vrai problème avec le vivant.

La dernière leçon, la plus désespérante à la fin de cette lecture, est la régression de la coopération et de l'entraide internationale. Tous les gouvernements ont failli en la matière. Une telle crise sanitaire mondiale n'a pas engendré la collaboration globale nécessaire des États. Ceux-ci se sont réfugiés dans le chacun pour soi. On ne peut que s'alarmer devant l'incapacité prévisible de tous ces gouvernements à pouvoir traiter les défis majeurs à venir avec l'effondrement de la biodiversité, les pollutions généralisées, la hausse des inégalités économiques, sur fond de dérèglement climatique.

Serge Morand
Directeur de recherche au CNRS et au Cirad
(Centre de coopération internationale en recherche agronomique
pour le développement), spécialiste de l'écologie évolutive
de la transmission des maladies infectieuses,
actuellement basé en Thaïlande à la faculté
de technologie vétérinaire de Bangkok

Appel à une enquête scientifique internationale complète et sans restriction sur les origines de la Covid-19

1. Introduction

Élucider les origines du coronavirus Sars-CoV-2 est crucial pour mieux faire face à l'épidémie actuelle et réduire les risques de futures pandémies. Malheureusement, plus d'un an après l'apparition des premiers cas, les origines de la pandémie sont toujours inconnues.

En tant que scientifiques, spécialistes des sciences sociales et journalistes scientifiques ayant étudié indépendamment et collectivement les origines de la Covid-19, nous pensons qu'il est essentiel que toutes les hypothèses sur les origines de la pandémie soient examinées de manière approfondie et que toutes les ressources nécessaires soient rendues accessibles, indépendamment des facteurs politiques ou autres.

Sur la base de notre analyse, et comme le confirme l'enquête[1] réalisée par une équipe conjointe organisée par l'Organisation mondiale de la santé (OMS) et les autorités chinoises, il n'existe pas encore de preuve démontrant une origine entièrement naturelle de ce virus. L'hypothèse de la zoonose, largement basée sur les événements de zoonose antérieurs, n'est qu'une des nombreuses origines possibles du Sars-CoV-2, tout comme l'hypothèse d'un accident lié à la recherche scientifique.

---

1. https://www.who.int/health-topics/coronavirus/origins-of-the-virus

Bien que le processus «collaboratif» d'investigation organisé par la World Health Assembly en mai 2020 ait été mis en place de manière à permettre un examen complet des origines de la pandémie, nous pensons que les limites structurelles[2] de cette démarche ne permettent pas à la mission convoquée par l'OMS d'atteindre ses objectifs.

Nous souhaitons attirer l'attention sur le fait que la moitié de l'équipe conjointe réunie dans le cadre de ce processus est composée de citoyens chinois dont l'indépendance scientifique pourrait être limitée, que les membres de la commission se sont basés sur les informations que les autorités chinoises ont choisi de leur communiquer et que tout rapport de l'équipe conjointe doit être approuvé par les membres chinois et internationaux.

Nous sommes donc parvenus à la conclusion que l'équipe conjointe n'avait pas le mandat, l'indépendance ou les accès nécessaires pour pouvoir mener une enquête complète et sans restriction sur toutes les hypothèses concernant l'origine du Sars-CoV-2, qu'il s'agisse d'un événement zoonotique ou d'un accident lié à un laboratoire de recherche.

Nous sommes également préoccupés par le fait que le travail de l'équipe conjointe a été présenté de manière inexacte par les médias comme une enquête indépendante dont les conclusions reflètent celles de l'OMS. La conférence de presse de Wuhan[3] donnée le 9 février 2021 est un bon exemple de ce malentendu. Bien que les conclusions aient été celles de l'équipe conjointe, elles ont été largement rapportées comme représentant celles de l'OMS elle-même[4].

En tant que fervents partisans de l'OMS et de sa mission, nous pensons qu'il doit être clairement précisé que toute conclusion de

2. https://www.who.int/publications/m/item/who-convened-global-study-of-the-origins-of-sars-cov-2

3. https://news.cgtn.com/news/2021-02-09/Live-WHO-holds-press-conference-on-scientific-research-into-COVID-19-XJv2tyicRa/index.html

4. https://www.bbc.com/news/world-asia-china-55996728

l'équipe conjointe, bien que potentiellement utile, ne représente ni la position officielle de l'OMS[5], ni le résultat d'une enquête indépendante et sans restriction.

C'est pourquoi nous pensons qu'il est essentiel de définir les contours d'une enquête qui serait complète et sans restriction, afin d'établir une norme par rapport à laquelle les efforts actuels et futurs pourront être évalués.

2. Limites de l'étude mondiale organisée par l'OMS

Les problèmes fondamentaux suivants affaiblissent l'étude conjointe actuelle de l'OMS :

- Les termes de référence[6], qui régissent les objectifs exacts, les devoirs et les responsabilités de l'enquête conjointe, ont été négociés sans transparence suffisante (en juillet 2020), puis rendus publics après un délai considérable (en novembre 2020).
- Ces termes de référence sont limités, par exemple en stipulant que la plupart des travaux sur le terrain doivent être menés par la partie chinoise, les résultats étant simplement communiqués aux membres internationaux de l'équipe conjointe pour examen et discussion, dans un format choisi par la partie chinoise[7].
- Les rapports intermédiaire et final de l'étude conjointe reposent sur un consensus entre les 17 membres chinois et les 17 membres internationaux de l'équipe conjointe. Il est donc probable que les rapports résultant de ce processus

5. https://www.who.int/publications/m/item/covid-19-virtual-press-conference-transcript-15-february-2021
6. https://www.who.int/docs/default-source/coronaviruse/20200802-tors-chn-and-who-agreed-final-version.pdf?sfvrsn=5323728d_2&download=true
7. https://www.nytimes.com/2021/02/12/world/asia/china-world-health-organization-coronavirus.html

représenteront en fin de compte un compromis[8], fondé en partie sur des limitations politiques et autres.

- Le processus de sélection des experts internationaux de l'équipe n'a pas permis de détecter correctement les conflits d'intérêts.
- Les compétences représentées au sein de l'équipe sont principalement axées sur la santé publique et les zoonoses, au détriment des compétences adaptées à l'enquête sur un éventuel accident de laboratoire ou lié à la recherche[9].
- L'équipe n'avait ni le mandat, ni l'accès aux dossiers, ni aux données détaillées de laboratoire et du personnel[10], de manière à pouvoir évaluer avec confiance les différentes hypothèses.
- L'équipe a opéré dans le cadre d'un ordre de confidentialité de la part du Conseil d'État chinois[11] qui a empêché tout partage spontané d'informations sur la pandémie, et qui a coordonné la diffusion mesurée de ces informations avec le gouvernement chinois. Cet ordre de confidentialité a été mis en place une semaine après que la mission conjointe de l'OMS eut quitté la Chine en février 2020.
- Les membres internationaux de l'équipe conjointe, de leur propre aveu[12], se sont souvent appuyés sur la parole de leurs homologues chinois plutôt que sur une enquête indépendante, notamment en ce qui concerne la possibilité d'un accident lié au laboratoire ou à la recherche.
- Au moins un membre de l'équipe internationale avait exprimé une forte conviction[13] envers l'hypothèse d'une zoonose pure

8. https://www.nytimes.com/2021/02/12/world/asia/china-world-health-organization-coronavirus.html
9. https://www.nature.com/articles/d41586-021-00375-7
10. https://www.wsj.com/articles/china-refuses-to-give-who-raw-data-on-early-covid-19-cases-11613150580
11. https://www.documentcloud.org/documents/7340337-State-Research-regulations.html
12. https://www.nature.com/articles/d41586-021-00375-7
13. https://usrtk.org/biohazards-blog/ecohealth-alliance-orchestrated-key-scientists-statement-on-natural-origin-of-sars-cov-2/

avant de se joindre à l'enquête – alors qu'il n'y avait pratiquement pas de données sur le virus Sars-CoV-2 – et il avait déjà écarté l'hypothèse de l'accident de laboratoire[14]. Ces déclarations publiques jettent de sérieux doutes quant à son objectivité scientifique.

3. À quoi devrait ressembler une enquête complète

L'enquête de l'équipe conjointe actuelle n'étant pas satisfaisante, nous pensons qu'il est essentiel que la communauté internationale indique comment une enquête complète et sans restriction pourrait être organisée. Une telle enquête devra :

- Être menée par une équipe véritablement indépendante, sans conflits d'intérêts non résolus et en l'absence d'un contrôle total ou partiel exercé par une institution ou un pays spécifique.
- Être multidisciplinaire et inclure des épidémiologistes, des virologistes, des experts de la faune et de la flore sauvages, des spécialistes de santé publique, des experts en biosécurité et en sûreté biologique, etc.
- Inclure plusieurs personnes ayant des compétences en langue chinoise et une compréhension de la culture chinoise, qui peuvent aider à interpréter les comportements lors du tout début de l'épidémie et également aider à décoder la dynamique pendant l'enquête elle-même.
- Considérer tous les scénarios possibles, y compris :
  - o Un événement de zoonose pure avec/sans hôte animal intermédiaire ;

14. https://www.theguardian.com/commentisfree/2020/jun/09/conspiracies-covid-19-lab-false-pandemic

  - o Infection sur un site de prélèvement d'un employé de laboratoire ou d'un membre du personnel accompagnant qui n'est pas du laboratoire ;
  - o Infection pendant le transport d'animaux et/ou d'échantillons collectés ;
  - o Infection Acquise en Laboratoire (IAL) dans la ville de Wuhan ;
  - o Fuite de laboratoire sans infection acquise dans son enceinte, comme par exemple à la suite d'un déplacement de déchets ou via l'évasion d'animaux, ou encore qui auraient été éliminés de façon inappropriée.
- Suivre une approche d'enquête scientifique et systématique commune, basée sur :
  - o Une enquête de terrain traditionnelle et rigoureuse ;
  - o Un travail analytique de terrain pour donner un sens aux éléments recueillis ;
  - o Des renseignements de source accessible pour faciliter la collecte d'informations supplémentaires ;
  - o Un examen des zoonoses et des accidents de laboratoire antérieurs, afin d'en tirer des enseignements techniques et institutionnels.
- Avoir un accès complet ou significatif à tous les sites, dossiers, échantillons et personnels d'intérêt, y compris :
  - o Les principaux marchés de Wuhan ;
  - o Tous les laboratoires et institutions, chinois ou internationaux, connus pour avoir travaillé sur les coronavirus ou pour avoir partagé des installations ou des équipements avec des groupes qui travaillaient sur les coronavirus ;
  - o Les dossiers hospitaliers des patients précoces ou suspects, ainsi que leurs entretiens ou leurs contacts, depuis l'automne 2019 ;
  - o Les sites importants de prélèvement d'agents pathogènes, tels que la mine de Mojiang[15] ;

15. https://www.bbc.com/news/av/world-asia-55404485

  - o Le personnel actuel et passé, comme les employés des laboratoires en 2019 et les personnes présentes sur des sites de prélèvement spécifiques.
- Avoir un accès complet à tous les dossiers pertinents des laboratoires et institutions impliqués dans la recherche sur les coronavirus, y compris :
  - o Les rapports sur l'environnement ;
  - o Les rapports d'inspection ;
  - o Les registres de maintenance ;
  - o Les registres d'expérimentation des laboratoires ;
  - o Les séquences brutes ;
  - o Les registres des expéditions d'échantillons ;
  - o Les registres de destruction d'échantillons ;
  - o Les registres du personnel ;
  - o Les rapports d'incidents ;
  - o Les registres d'élevage d'animaux ;
  - o Les registres des voyages d'échantillonnage, y compris le voyage d'échantillonnage dans la mine de Mojiang en 2013[16] ;
  - o Les registres des envois d'échantillonnage ;
  - o Les principales bases de données[17] sur les agents pathogènes, les échantillons et les isolats, y compris celles dont l'accès a été restreint.
- Avoir un accès complet à des données détaillées, de préférence de source directe et sous leur forme brute, et non à des données résumées. Ces données peuvent être rendues anonymes si nécessaire ; il ne devrait y avoir aucune raison légale d'en limiter l'accès.
- Avoir un accès complet aux échantillons du marché, aux échantillons environnementaux, aux échantillons hospitaliers et à tout échantillon potentiel, tel que les eaux usées et les banques

---

16. https://www.bbc.com/news/av/world-asia-55404485
17. https://www.researchgate.net/publication/349073738_An_investigation_into_the_WIV_databases_that_were_taken_offline

de sang, avec la pleine autorisation d'effectuer un séquençage indépendant ou d'autres tests.

- Avoir un accès complet aux dossiers des CDC[18] chinois et aux dossiers des hôpitaux et/ou cliniques concernant les premiers cas.
- Avoir un accès complet à d'autres bases de données chinoises décrivant des cas de pneumonie.
- Pouvoir mener des entretiens confidentiels, notamment avec les premiers cas[19] et leurs proches, ainsi que le personnel passé et présent associé aux sites ou institutions d'intérêt, tels que les marchés, les hôpitaux, les sites d'échantillonnage et les laboratoires.
- Déployer une ligne de communication sécurisée permettant aux personnes de fournir des informations en toute confidentialité, où qu'elles se retrouvent, sans crainte de punition ou de représailles.

4. Conclusion et prochaines étapes

Nous reconnaissons qu'en tant qu'agence internationale dépendant de la collaboration de ses États membres, l'Organisation mondiale de la santé est limitée dans ce qu'elle peut réaliser dans ce type d'enquête. Notre intention n'est pas d'affaiblir l'OMS, qui travaille dans des circonstances difficiles à un moment où les besoins mondiaux sont immenses.

Bien que l'enquête de l'équipe conjointe ait été une occasion importante pour la communauté internationale d'obtenir des informations limitées et très encadrées, elle s'est malheureusement révélée opaque et restrictive, compromettant grandement la validité scientifique de l'enquête.

---

18. https://docs.google.com/spreadsheets/d/11ugTHRaQdkVwlFPQGNURKVt7iyxb68WfE9Id0ytfF9s/edit

19. https://www.wsj.com/articles/covid-19-was-spreading-in-china-before-first-confirmed-cases-fresh-evidence-suggests-11613730600

Avec plus de deux millions de morts, cent millions de personnes infectées par la Covid-19 dans le monde, et une perturbation massive touchant certaines des populations les plus vulnérables de la planète, nous ne pouvons nous permettre une enquête sur les origines de la pandémie qui ne soit pas absolument approfondie et crédible. Si nous ne parvenons pas à examiner pleinement et courageusement les origines de cette pandémie, nous risquons de ne pas être préparés à une pandémie potentiellement plus grave à l'avenir.

Parce que nous pensons que le processus et les efforts de l'équipe conjointe à ce jour ne constituent pas une enquête approfondie, crédible et transparente, nous appelons la communauté internationale à mettre en place une structure et un processus en mesure de le faire.

Signataires

- Colin D. Butler[20], professeur honoraire, Centre national d'épidémiologie et de santé de la population, Université nationale australienne, Canberra, Australie (ORCID 0000-0002-2942-5294[21]).
- Bruno Canard, DR CNRS, virologiste moléculaire, Université d'Aix Marseille, France (ORCID 0000-0003-4924-1991[22]).
- Henri Cap, PhD, zoologiste, Muséum d'histoire naturelle, Toulouse, France.
- Y. A. Chan, chercheuse postdoctorante, Broad Institute du MIT & Harvard, Cambridge, États-Unis (ORCID 0000-0002-0731-637X[23]).
- Jean-Michel Claverie[24], Professeur émérite de médecine, virologue, Université d'Aix-Marseille, France (ORCID 0000-0003-1424-0315).

20. https://researchers.anu.edu.au/researchers/butler-cdd
21. https://orcid.org/0000-0002-2942-5294
22. https://orcid.org/0000-0003-4924-1991
23. https://orcid.org/0000-0002-0731-637X
24. https://orcid.org/0000-0003-1424-0315

- Fabien Colombo[25], doctorant, communication et sociologie des sciences, MICA, Université Bordeaux Montaigne, France.
- Virginie Courtier[26], généticienne de l'évolution, Institut Jacques Monod, CNRS, France (ORCID 0000-0002-9297-9230[27]).
- Francisco A. de Ribera, Ingénieur industriel, MBA, MSc(Res), Data scientist, Madrid, Espagne (ORCID 0000-0003-4419-636X[28]).
- Étienne Decroly, DR CNRS, virologiste moléculaire, Université d'Aix Marseille, France (ORCID 0000-0002-6046-024X[29]).
- Rodolphe de Maistre, MSc ingénierie, MBA, ex-auditeur IHEDN, France (ORCID 0000-0002-3433-2420[30]).
- Gilles Demaneuf, Ingénieur (ECP), Data Scientist à BNZ, Auckland, NZ (ORCID 0000-0001-7277-9533[31]).
- Richard H. Ebright[32], professeur de chimie et de biologie chimique, Université Rutgers, États-Unis.
- André Goffinet, MD, PhD, professeur émérite, Université de Louvain Med Sch, Belgique.
- François Graner[33], biophysicien, directeur de recherche, CNRS et Université de Paris, France (ORCID 0000-0002-4766-3579[34]).
- José Halloy, professeur de physique, biophysique et soutenabilité, Université de Paris, France (ORCID 0000-0003-1555-2484[35]).
- Milton Leitenberg, associé de recherche principal, École des affaires publiques, Université du Maryland, États-Unis.

25. https://mica.u-bordeaux-montaigne.fr/colombo-fabien/
26. https://fr.wikipedia.org/wiki/Virginie_Courtier-Orgogozo
27. https://orcid.org/0000-0002-9297-9230
28. http://orcid.org/0000-0003-4419-636X
29. https://orcid.org/0000-0002-6046-024X
30. https://orcid.org/0000-0002-3433-2420
31. https://orcid.org/0000-0001-7277-9533
32. https://www.waksman.rutgers.edu/ebright
33. http://francois.graner.name/
34. https://orcid.org/0000-0002-4766-3579
35. https://orcid.org/0000-0003-1555-2484

- Filippa Lentzos[36], maître de conférences en sciences et sécurité internationale, King's College London, Royaume-Uni (ORCID 0000-0001-6427-4025[37]).
- Rosemary McFarlane, PhD BVSc, Professeur adjoint de santé publique, Université de Canberra, Australie (ORCID 0000-0001-8859-3776[38]).
- Jamie Metzl[39], Senior Fellow, Atlantic Council, USA.
- Dominique Morello, biologiste, DR CNRS, Muséum d'histoire naturelle, Toulouse, France.
- Nikolai Petrovsky, professeur de médecine, Collège de médecine et de santé publique, Université Flinders, Australie.
- Steven Quay[40], MD, PhD, anciennement professeur titulaire, Département de pathologie, École de médecine de l'Université de Stanford, États-Unis (ORCID 0000-0002-0363-7651[41]).
- Monali C. Rahalkar[42], scientifique « D », Institut de recherche Agharkar, Pune, Inde.
- Rossana Segreto, PhD, Département de microbiologie, Université d'Innsbruck, Autriche (ORCID 0000-0002-2566-7042).
- Günter Theißen, Dr. rer. nat., Professeur de génétique, Institut Matthias Schleiden, Université Friedrich Schiller d'Iéna, Allemagne (ORCID 0000-0003-4854-8692[43]).
- Jacques van Helden, professeur de bioinformatique, Université d'Aix-Marseille, France (ORCID 0000-0002-8799-8584[44]).

---

36. http://www.filippalentzos.com/
37. https://orcid.org/0000-0001-6427-4025
38. https://orcid.org/0000-0001-8859-3776
39. https://jamiemetzl.com/
40. https://drquay.com/
41. https://orcid.org/0000-0002-0363-7651
42. https://scholar.google.co.in/citations?hl=en&user=LLlFfdUAAAAJ&view_op=list_works&sortby=pubdate
43. https://orcid.org/0000-0003-4854-8692
44. https://orcid.org/0000-0002-8799-8584

Remerciements

Je remercie vivement Étienne Decroly pour m'avoir incité à me pencher sur la question de l'origine de Sars-CoV-2. Merci aussi à lui pour ses précieuses relectures « au fil de l'eau » et pour son excellente préface qui introduit ce livre en posant clairement les enjeux.

Merci à mon éditrice, Olivia Recasens, qui a permis la réalisation de ce livre dans des conditions optimales.

Merci à mes autres relecteurs (Henri Cap, Rodolphe de Maistre et Dan Sirotkin) pour leurs encouragements et leur aide bienvenus.

Merci encore à Serge Morand pour son élogieuse postface et sa vision de terrain nécessaire pour appréhender concrètement la recherche sur l'émergence de nouvelles maladies infectieuses.

Merci enfin à toutes les personnes qui ont accepté d'échanger avec moi et m'ont apporté un éclairage indispensable à la compréhension de la question de l'origine de ce coronavirus.

Cet ouvrage a été mis en pages par IGS-CP (16)

Reproduit et achevé d'imprimer
par Normandie Roto Impression s.a.s.
en avril 2021.
Numéro d'imprimeur : 2101392

Imprimé en France.

PEFC
10-31-2541

Certifié PEFC

Ce produit est issu de forêts gérées durablement et de sources contrôlées

www.pefc-france.org

IMPRIM'VERT